AF341196

Guérir de sa famille

Se libérer des souffrances du passé

Groupe Eyrolles
61, bd Saint-Germain
75240 Paris Cedex 05

www.editions-eyrolles.com

Ce titre, initialement paru sous le titre *La psychogénéalogie*,
a fait l'objet d'un reconditionnement à l'occasion
de son sixième tirage (nouvelle couverture). Le texte reste
inchangé par rapport au tirage précédent.

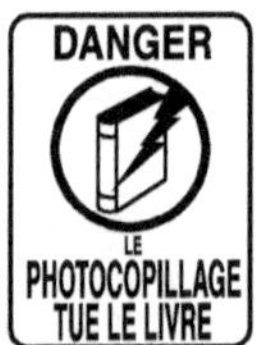

Juliette Allais

Guérir de sa famille

Se libérer des souffrances du passé

Deuxième édition
Sixième tirage 2015

EYROLLES

Table des matières

PREMIÈRE PARTIE
L'absence à soi-même

DEUXIÈME PARTIE

Les enjeux de ma place généalogique

TROISIÈME PARTIE

Comment prendre ma place ?

Préface à la deuxième édition

Quatre ans ont passé depuis la première publication de cet ouvrage. Son succès a été une vraie surprise et m'a confortée dans l'idée que, derrière l'engouement passager pour cette discipline, il existe une profonde nécessité pour chacun de se relier à son histoire familiale d'une manière intelligente et créative. Depuis, on a beaucoup vu fleurir, çà et là, toutes sortes de tentatives d'intégration autour du généalogique – plus ou moins cohérentes –, ce qui montre bien à quel point l'être humain est aujourd'hui concerné par la question de la transmission. Celle-ci se pose en permanence, dans tous les domaines (professionnel, amoureux, financier, spirituel – existentiel tout simplement), et il devient urgent pour lui d'y trouver des réponses.

Que fais-je de l'héritage que je reçois ? *Donner du sens* à cette place qui est la mienne au sein de la famille, en m'y engageant le mieux possible et en différenciant ce que j'en accepte et ce que j'en refuse : voilà le défi que chacun de nous est tenu de relever. Il nous invite à un engagement plus éclairé et plus lucide dans notre vie d'adulte, en continuité avec le passé de nos ancêtres. Il nous propose de réfléchir sur la manière dont nous allons reprendre le chemin commencé bien avant nous, pour lui donner une forme particulière : la nôtre,

1

au plus près de ce que nous sommes. C'est, bien sûr, le travail de *toute une vie*.

En outre, se relier à des fondations qui nous soutiennent et y trouver de quoi se construire n'est pas qu'une affaire de mode ou de développement personnel. Les transformations, les incertitudes et les changements auxquels nous participons aujourd'hui deviennent d'une grande complexité. La réalité, de tout temps et en tous lieux, nous bouscule et nous oblige à faire face à l'imprévisible : nulle part, au fond, nous ne pouvons nous sentir définitivement en sécurité. Aucun endroit au monde ne nous permettra de retrouver ce sentiment de fusion que nous avons connu avant de naître : nous sommes mortels et totalement seuls face aux grandes échéances de l'existence. Déchiffrer le passé et le rendre compréhensible est une des clés pour aborder l'avenir et transformer les déterminismes inconscients en trajectoires lumineuses et habitées.

Voilà donc à quoi cette exploration nous convie : être toujours plus conscients, mieux ancrés dans les racines de notre arbre généalogique. Puiser dans les deux lignées dont nous sommes issus de quoi affronter l'avenir, en ayant des repères qui rendent nos histoires intelligibles et porteuses d'espoir. Et devenir ainsi un passeur averti de cette vie dont nous sommes un des relais singuliers, mais toujours en lien avec d'autres destins, d'autres rêves, perdus dans la nuit des temps. Chacun de nous est un maillon indispensable dans la succession des générations de sa propre famille. À nous de répondre à l'appel de cette aventure, et de goûter à la liberté qu'elle procure et à l'abondance qu'elle génère, dans le temps qui nous est réservé. Les pages suivantes contribueront, je l'espère, à valoriser cette quête.

Avant-propos

Je suis « étrangère » : née en France mais ce pays n'est pas vraiment le mien. C'est un endroit de passage. Mon « vrai pays » n'est pas ici. On n'y parle pas la même langue, on y mange différemment, la musique n'y est pas la même. Quand je l'entends, c'est l'âme de tout un peuple qui vibre en moi. Tout est plus beau là-bas. C'est comme ça pour moi depuis toujours, et je n'y peux rien. C'est la blessure des petits-enfants d'exilés. Ils ont perdu leurs racines. Ils ne souffrent pas : ils ont un toit, des amis, du travail... à « l'étranger ».

Voilà ce que j'aurais pu écrire il y a encore une vingtaine d'années. Pendant longtemps, j'ai eu le sentiment dérangeant d'être arrivée en France la veille, avec ma valise, et de vivre dans un pays dont je ne connaissais rien, dont je ne faisais pas partie et dont je ne voulais rien entendre ; un pays où je n'aurai jamais ma place bien que j'y sois née, ainsi que mes parents, et bien que j'y aie vécu toute mon enfance.

Ignorant tout des transmissions familiales, j'ai entrepris une psychanalyse « classique ». Un rêve très explicite m'a rapidement mise sur la voie de quelque chose de fondamental : je revivais en permanence l'exil de mes grands-parents, qui avaient quitté leur pays d'origine depuis plus de cinquante ans. J'étais « à leur place », comme si je les avais incorporés en moi et que je cherchais désespérément à les guérir de cet exil, à réparer leur souffrance dont je sentais toute la dimension tragique, désespérée et indicible.

Derrière ce rejet de la France, j'ai compris que se cachait aussi autre chose : le refus d'appartenir à la lignée de mon père, lignée que je jugeais médiocre, insipide et sans âme. J'ai senti que si je continuais à ne « vivre qu'avec une seule branche », mon arbre généalogique allait finir par devenir très inconfortable, voire dangereux.

La prise de conscience de toutes ces dynamiques familiales et transgénérationnelles fut tellement puissante et transformatrice, que j'ai décidé d'y consacrer mon temps et mon énergie. Depuis, j'ai exploré bien d'autres choses dans mon arbre généalogique, mais cette première découverte restera à jamais gravée dans ma mémoire. J'avais mis à jour une blessure que je m'étais « appropriée », mais qui n'était pas la mienne, et dont, enfin, je pouvais guérir.

Ainsi, on peut se remettre de l'exil et recréer ses racines ailleurs — c'est d'ailleurs une nécessité fondamentale, pour pouvoir continuer à exister. Mais quelque chose d'irréparable a eu lieu. L'important est ce que nous faisons de cette blessure.

La mienne m'a permis d'écrire ce livre. L'essentiel de ce que j'ai appris est que rien dans l'arbre généalogique n'est entièrement bon ou mauvais, blanc ou noir. Nous pouvons, animés par l'amour de la vie, transformer cet héritage en quelque chose qui nous ressemble et nous l'approprier. Peut-être est-ce là le chemin de la guérison.

Nous sommes tous confrontés un jour ou l'autre au doute, à la détresse, à l'échec professionnel, au vide relationnel, à la solitude. Enfermés dans des comportements ou des relations qui ne nous conviennent pas, mais que nous avons pourtant du mal à quitter, nous nous sentons insatisfaits, déprimés, pris au piège d'une vie terne, mélancolique et aseptisée. L'avenir est chargé de peurs et d'incertitudes. Nulle part, nous ne trouvons de réelle joie de vivre. Parfois, nous n'avons même plus le sentiment d'exister. Or, il arrive que ces situations de malaise et de souffrance ne relèvent pas d'une incapacité de notre part ni de difficultés personnelles, mais qu'elles soient le fruit de notre histoire généalogique, ou plutôt de la façon dont cette histoire continue à s'inscrire en nous à travers notre vision du monde et nos croyances héritées.

Le passé, dont nous ne connaissons souvent que des bribes, est-il définitivement révolu ? Se pourrait-il qu'il continue à se manifester dans nos vies actuelles, nous poussant à répéter régulièrement (et parfois dans le moindre détail) des situations conflictuelles ou malheureuses ? N'est-ce pas lui qui nous pousse à endosser des rôles qui nous pèsent et à faire des choix inappropriés ?

Si tel est le cas, que faire de cet héritage ? Est-il toujours un poids, une entrave ? Est-il une fatalité, ou dépend-il entièrement du regard que nous posons sur lui ? Ne peut-il pas devenir un moteur qui nous pousse à nous dépasser, un soutien dans les moments de doute, un ensemble de repères qui nous guide à travers l'existence ?

Dès la naissance, notre rapport singulier au monde est façonné par les multiples expériences que nous traversons, et par la façon dont nous les intégrons subjectivement. Mais nous ne naissons pas « vierges » : nous sommes inclus d'office au sein du système familial, devenant ainsi les héritiers de la mémoire transgénérationnelle, inscrite dans nos cellules dès la conception.

La plupart du temps, nous n'avons pas conscience des liens qui existent entre ce que nous vivons et la manière dont ont vécu des ancêtres que nous avons peu ou pas du tout connus. Difficile pour nous d'imaginer qu'un fil invisible nous relie à des inconnus, dans notre façon d'aimer, de travailler, de vivre notre identité d'homme, de femme et de parents, de nous nourrir ou d'aller vers les autres…

Très souvent, la thérapie « classique » constitue notre premier mouvement vers la résolution de ces difficultés. Cependant, certaines problématiques issues de l'arbre généalogique restent ignorées, et la véritable origine de nos souffrances nous est inaccessible.

Nous savons que nous héritons des caractéristiques physiques et génétiques de nos ancêtres, ainsi que (parfois) de leurs biens matériels. Mais nous parlons ici d'une toute autre « transmission », où des événements, des situations ou des comportements se répètent d'une génération à l'autre de façon inexpliquée, et parfois précisément au même âge ou à la même date. Nous ne pouvons repérer ces phénomènes qu'en élargissant notre regard sur notre histoire, et en y incluant nos ascendants.

Apparemment, nous ne décidons pas entièrement de notre destin. Qui donc, alors, tire les ficelles ? À quoi et à qui obéissons-nous réellement lorsque nous choisissons tel métier, tel partenaire, ou lorsque nous constatons inlassablement notre incapacité à vivre en couple, à réussir notre vocation, à habiter notre corps, à jouir de la vie, à notre manière, en étant tout simplement *nous-mêmes* ?

Nous naissons au cœur d'une mosaïque complexe faite de joies, de réussites, de drames, de regrets, d'abandons, de trahisons, de paroles non échangées, de secrets ; un labyrinthe où les histoires de chacun se croisent en permanence. Dans cet immense réservoir d'événements, de sentiments et de destins enchevêtrés, il se peut que certains épisodes ne puissent pas trouver leur place : ils restent en suspens, et continuent à résonner de génération en génération. Ils sont inacceptables, dans la mesure où la souffrance et le traumatisme qu'ils ont engendrés sont trop intenses pour en permettre l'intégration définitive, l'apaisement et la guérison.

Il arrive que nous portions en nous une partie de cette histoire inachevée de façon tout à fait inconsciente, et que nous nous sentions particulièrement en résonance avec une de ces « absences » dans le tissu généalogique. Peut-être remplaçons-nous un grand-oncle trop tôt disparu, dont nous portons le prénom, ou encore sommes-nous chargés de réhabiliter un arrière-grand-père exclu de la mémoire familiale pour « mauvaise conduite », une tante « partie avec le facteur », et dont la date de naissance correspond à la nôtre… Nous sommes alors condamnés à rejouer malgré nous les mêmes situations d'abandon, d'échec, de rupture ou d'effondrement, dans une tragique pièce de théâtre qui met inlassablement en scène ce que l'on pourrait appeler « les loyautés familiales ».

Lorsque nous nous identifions ainsi à quelqu'un du passé, nous nous trouvons en quelque sorte dans un espace psychique imaginaire, où notre destin nous semble *lié* à cet ancêtre. À cause de cette fusion psychique avec un autre, nous perdons le contact avec la réalité d'aujourd'hui ; nous quittons notre place généalogique, et nous ne sommes plus en mesure de réagir au présent de façon appropriée car nous percevons les choses d'un point de vue qui n'est pas le nôtre. Nous adoptons une certaine vision du monde ainsi que des croyances mises en place à une époque parfois lointaine, et ceci dans la plus totale ignorance, comme si nous étions sous hypnose.

Véritables principes auxquels nous sommes soumis, ces croyances vont alors guider nos pas et nous orienter dans certaines directions, en limitant parfois nos horizons de façon drastique. Ainsi, des mythes familiaux comme « les bonnes choses ne durent jamais très longtemps » ou « on ne peut pas être heureux en amour » ne nous incitent pas à croire au bonheur et à la réalisation de nos plus chers désirs !

Ce n'est qu'en prenant conscience de ces déterminismes que nous pouvons nous en défaire. Le but de la psychogénéalogie n'est pas pour autant de « nettoyer » l'arbre généalogique de tous ses recoins obscurs et de ses histoires inachevées ; il n'est pas question d'en faire disparaître comme par magie les souffrances et les manques, les névroses de chacun, les compromissions et les transgressions. Il s'agit plutôt de faire le tri entre ce que nous voulons quitter définitivement, et ce que nous allons garder, pour continuer à le transformer et à le transmettre à notre tour à ceux qui suivront. Nous ne sommes pas obligés de tout accepter, et avons le droit de choisir. Encore faut-il avoir conscience de tous les lieux psychiques qui nous attachent encore au passé.

En effet, nous ne pouvons guère faire table rase de ce que nous ignorons : aucune rupture, si radicale soit-elle, ne permet de se débarrasser de ce qui est inconsciemment inscrit en nous. Méconnaître le passé ou sous-estimer son importance, c'est risquer de le reproduire encore et encore ; c'est aussi ignorer que le Moi n'est pas la seule instance à diriger nos vies, et que quelque chose d'autre en nous est aussi actif et opérant que notre volonté consciente : il s'agit bien sûr de l'inconscient, qu'il soit personnel ou familial.

L'originalité de l'approche transgénérationnelle est qu'elle permet d'entrer en contact avec cette dimension inconsciente de la famille grâce au regard symbolique. En recombinant les éléments de notre histoire au service d'une continuité entre passé, présent et futur, nous leur donnons du sens. Nous apprenons à les mettre en lien de manière à mieux comprendre notre vécu, à réécrire notre roman familial en y prenant la place qui nous convient : celle qui nous permet d'être enfin un peu plus nous-mêmes.

Cette question du sens est fondamentale, mais elle peut aussi prêter à confusion. En effet, on peut se laisser aller à croire que l'histoire familiale est une énigme qu'il faudrait résoudre en totalité pour nous alléger et nous libérer de tous nos problèmes ; il est également facile de voir dans nos ancêtres la cause de tous nos maux. Il n'en est rien (ce n'est pas parce que « ma grand-tante est partie avec le fac-teur il y a cinquante ans » que « tous mes partenaires me quittent ») : le sens n'existe pas en lui-même en dehors de nous ; nous ne pou-vons éclairer les choses qu'à partir de notre place, en fonction de nos propres valeurs. Il s'agit donc d'une vérité toute relative, et qui n'appartiendra jamais qu'à nous seuls.

Tout cela nous oblige évidemment à changer de regard, à nous extraire d'une vision simpliste et manichéenne, et à opérer parfois de spectaculaires réévaluations : tel personnage de l'arbre peut être soudain descendu de son piédestal et dépouillé de l'image idéale qu'on avait de lui ; tel autre, exclu depuis des générations, peut retrouver enfin sa place parmi tous les autres. Réhabilitations, sur-prises, découvertes et renoncements font partie de ce chemin vers la mise en lumière de notre passé « intérieur ».

Notre place dans l'arbre généalogique est unique : entre passé et futur, au croisement de deux lignées. Nous avons à tout moment la possibilité de créer des liens différents avec nos ancêtres, en habitant au mieux cette place qui est la nôtre. Nous pouvons donc mettre en œuvre un juste équilibre entre ce qui signe notre appartenance au système familial et ce qui fait de nous un individu qui se bat pour sa liberté et la réalisation de son destin propre ; ou bien nous pouvons continuer à nous soumettre à des répétitions qui nous empêchent de vivre et passer à côté de nous-mêmes. Le choix nous appartient, entièrement.

Auto-diagnostic : comment vivez-vous votre place dans la famille ?

Avant d'aller plus loin dans la lecture de ce livre, je vous propose de faire « l'état des lieux » et d'examiner en détail comment vous vous sentez à la place qui est la vôtre, dans la famille d'où vous venez.

Très souvent, nous sommes à cette place sans réellement l'habiter, sans avoir conscience de tout ce qui s'y joue, des rôles qu'elle implique, des enjeux qu'elle contient et des défis auxquels elle nous convie. Pour certains, elle est d'emblée impossible à envisager : trop de souffrance, d'humiliation, de tristesse, de colère. Pour d'autres, elle est abstraite : « J'y suis, mais je ne sais pas ce que ça représente. » Il arrive que cette place soit vécue comme une fatalité : « De toute façon, c'est comme ça, alors, à quoi bon en parler ? » Parfois, il n'y a rien à en dire, comme si le lieu était entièrement vide, sans aucune densité : ni affects, ni émotions, ni projets, comme si, au fond, *personne* n'y habitait jamais.

On peut aussi – pour toutes sortes de raisons, bonnes ou mauvaises, subjectives ou objectives – s'en inventer une autre : « Mes parents sont des monstres, moins je les vois mieux je me porte ; je n'ai rien en commun avec ma famille, je ne peux pas venir de *là*. » Dans nos fantasmes, nous nous choisissons une autre place, plus facile, plus légère, plus valorisante. Nous nous imaginons issus d'une autre famille, d'un autre milieu, d'une autre « race », ou plus simplement d'une seule lignée : celle dont nous sommes fiers, celle que nous pouvons montrer. Nous escamotons alors l'autre, jugée inutile, médiocre, voire toxique ou honteuse.

Nous allons prendre le temps de visiter cet « endroit » fondamental.

Votre place

Représentez-vous votre place : c'est là que vous êtes né, et que vous passerez toute votre vie. Fille ou fils, vous êtes l'enfant de vos deux parents, eux-mêmes fille et fils de leurs parents respectifs, etc. En vous représentant ce lignage, quelle est votre première impression ? La liberté, la sécurité, la légèreté, ou au contraire la confusion, l'étouffement, l'agacement ? Quels mots vous viennent à l'esprit pour définir votre place ?

....

....

....

Peut-être jouez-vous à cette place un rôle précis, voire plusieurs à la fois. Quels sont-ils ? Quels sont ceux que vous endossez le plus facilement ?

....

....

....

Êtes-vous content de la façon dont on vous considère, êtes-vous reconnu pour ce que vous faites ? Pouvez-vous définir en une phrase ce qu'on attendait de vous, lorsque vous êtes né(e) ? Y êtes-vous parvenu(e) ?

....

....

....

Votre lignée

Représentez-vous le couple de vos parents et leurs lignées respectives. Vous sentez-vous en accord avec ces deux branches généalogiques ? Sinon, quelle est celle qui vous plaît le plus ? Pour quelles raisons ? Pensez à ce dont vous avez hérité de l'une et de l'autre. Certaines valeurs et certains comportements vous ont été transmis. Que pensez-vous de cela aujourd'hui ? En quoi, en qui vous reconnaissez-vous ?

....

....

....

Faites le tour des membres de la famille, jusqu'aux arrière-grands-parents, et des fratries de chacun. Remarquez vos préférences pour certains. Essayez de repérer ceux qui ont été des modèles, qui vous ont aidé à vous construire. Lesquels admirez-vous ? Pour quelles raisons, quels comportements ?

....

....

....

Il y en a peut-être d'autres que vous aimez moins, que vous réprouvez ou que vous jugez plus sévèrement encore. En quoi vous dérangent-ils ?

....

....

....

Sentez enfin les affinités entre certains groupes. Quel est le climat général dans cette famille ? Vous y sentez-vous à l'aise ?

....

....

....

Votre identité sexuelle

Quand et comment êtes-vous en contact avec votre féminité ? Votre masculinité ?

....

....

....

Comment vivez-vous la sexualité ? Est-ce un lieu d'épanouissement, un jeu, un terrain d'exploration ou de conflit ?

....

....

....

Quels sentiments avez-vous par rapport à votre plaisir : frustration, culpabilité ou plénitude ? En parlez-vous librement ? Pensez-vous qu'on vous ait transmis la fierté, l'amour de votre dimension sexuée ?

....

....

....

Votre couple

Qu'en est-il de votre vie de couple ? Faites la liste de vos croyances intérieures dans ce domaine. Pour vous, qu'est-ce qui est le plus difficile dans une relation de couple ?

....

....

....

Quels sont vos couples « modèles » dans la famille ? Pourquoi ? Que partagez-vous avec eux ?

....

....

....

Votre environnement professionnel

Aimez-vous votre travail ? Comment l'avez-vous choisi ?

....

....

....

Êtes-vous satisfait de votre rémunération ? Êtes-vous reconnu à votre juste valeur ? Faites-vous le métier dont vous aviez rêvé ? Sinon, qu'auriez-vous aimé faire ? Pour quelle raison ne le faites-vous pas ?

....

....

....

Votre situation financière

Pensez-vous avoir suffisamment d'argent ? Comment et à quoi aimez-vous le dépenser ? Avez-vous des dettes ?

....
....
....

Vos valeurs

Dans chaque famille, il existe une ou plusieurs valeurs fondamentales : le travail, l'argent, la foi, l'amour, la réussite, l'intelligence, la beauté… Quelle est celle qui domine dans votre famille ? Est-elle aussi la vôtre ? Quelle vision de la vie, quels idéaux religieux, politiques ou autres vos parents vous ont-ils transmis ?

....
....
....

Avez-vous des regrets par rapport au milieu d'où vous venez ? En êtes-vous fier(e) ?

....
....
....

De quels dons, talents et richesses avez-vous hérité ? Qu'en faites-vous aujourd'hui ?

....
....
....

Votre histoire

Enfin, y a-t-il des événements, des personnages ou des situations de votre histoire familiale qui vous pèsent particulièrement ? Existe-t-il des faits historiques marquants (déracinements, exils, ruptures de liens avec le passé ou les racines…)

qui, aujourd'hui encore, vous apparaissent comme inacceptables, impossibles à comprendre ou à reconnaître ?

....

....

....

Votre arbre généalogique

Tous ces points mis au clair, prenez le temps de considérer votre histoire familiale sous une forme plus symbolique, en laissant de côté vos questions et en allant vous promener du côté de votre imaginaire...

Installez-vous confortablement, et laissez-vous aller. Explorez votre arbre généalogique intérieur. Vous pouvez commencer par le visualiser, tranquillement, à votre rythme. À quoi ressemble-t-il ? Est-il dense, touffu, rassurant ? Quelle est votre impression lorsque vous l'imaginez en face de vous ? Il peut ressembler à un arbre véritable, mais aussi à tout autre chose. Accueillez ce qui se présente sans juger...

Lorsque ces images vous apparaîtront, dessinez-les si vous le souhaitez : vous aurez ainsi sous les yeux votre famille intérieure, avec laquelle vous pourrez entrer en contact autant de fois que vous le jugerez nécessaire, lors de la lecture de cet ouvrage. Au fur et à mesure, peut-être y verrez-vous naître de nouveaux liens, des modifications subtiles ou des changements fondamentaux...

L'absence à soi-même

Problèmes d'identité, impossibilité à s'attacher, à aimer, à se sentir en confiance : pour certains d'entre nous, ces difficultés deviennent de véritables handicaps, comme si, à l'intérieur, un sentiment diffus de non-existence, de *vide*, condamnait par avance toute tentative de vivre.

Cette difficulté profonde à exister se répercute dans tous les domaines du quotidien : au-delà du sentiment intime, c'est le lien à l'autre et au monde extérieur qui est marqué par la souffrance.

Nous examinerons tout d'abord les manifestations de ce sentiment de vide, pour comprendre à quel point il est influencé par notre histoire familiale et généalogique.

Les problèmes d'identité

Dans un monde de plus en plus complexe, où les valeurs qui permettaient à nos parents et grands-parents de se définir sont en pleine mutation, il devient fondamental de renouer avec ce qui nous fonde, de trouver les repères intérieurs qui nous permettront de devenir sujet de notre vie et de notre histoire.

Le défi est de taille ; car rien ne nous y aide véritablement dans le monde extérieur. Nous vivons dans des sociétés où la performance et le profit sont devenus les enjeux principaux, et qui laissent peu de place à la véritable rencontre avec soi-même. Pour être « conformes », nous nous devons d'avoir un travail valorisant, une position sociale élevée, de l'argent, un couple qui fonctionne, une sexualité épanouie et des enfants heureux. Le « bronzage psychologique » est de rigueur.

Jusqu'ici, tout va bien...

Toute notre culture est fondée sur le mythe de la personne qui « va bien ». Dégagée de ses souffrances, elle a pardonné à ses parents, éprouve des sentiments bienveillants pour autrui, gère sa vie, et avance avec optimisme vers un avenir toujours plus psychologiquement correct.

Or, ce mythe entretient un profond clivage de la personnalité et une totale incompréhension de la nature humaine. L'être humain est fait à la fois de lumière et d'ombre. Nier l'ombre du soleil ne nous viendrait pas à l'esprit ; pourtant, nous essayons par tous les moyens de nous débarrasser de ce qui, en nous, nous dérange, nous déplaît, nous éloigne de l'idéal de « propreté psychique ». Nous vivons sous le joug des valeurs « positives » et du bien-être à tout prix.

Nous sommes engagés dans une quête effrénée de la réussite et du bonheur ; pourtant, très souvent, nous vivons à l'inverse de cet idéal. Nous souffrons dans notre corps, dans notre couple, dans nos relations avec les autres. La réalisation professionnelle se transforme pour beaucoup en parcours du combattant. Cet idéal de vie – soi-disant accessible – nous oblige à une évaluation constante de nous-mêmes en termes de réussite ou d'échec.

Or, la plupart du temps, nous rejouons les mêmes scénarios, qui sont loin d'être à la hauteur de ce dont nous rêvons. Le temps passe, et la vie nous enferme de plus en plus étroitement dans des comportements ou des situations insatisfaisantes et absurdes (mais tellement familières !) dans lesquelles rien ne ressemble vraiment à ce dont nous avons besoin.

Comment cette souffrance et ce mal-être chroniques se manifestent-ils ? Il semble qu'ils nous atteignent dans tous les domaines de notre vie, mais que nous les ressentions avant tout dans cette difficulté que nous avons à *exister* pleinement, par nous-mêmes et pour nous-mêmes. Voilà ce que nous allons examiner au cours de ce premier chapitre.

Je ne sais pas qui je suis

Dès la première consultation, Christophe pose le problème d'emblée : « Je ne sais pas qui je suis. » C'est un homme jeune, d'une grande finesse psychologique, rêveur et artiste. Il exerce la profession d'avocat, avec peu d'enthousiasme : « Ça ne me plaît pas, mais chez nous, tous les hommes sont avocats... » En séance, il raconte sur un ton monocorde et sans la moindre énergie à quel point il souffre. Son père et son grand-père sont des « battants », et dans sa famille, l'homme est censé « réussir » dans une brillante carrière. Or, Christophe n'a aucun point commun avec ces hommes et leur façon d'appréhender la vie, le couple et le rôle dans la société.

Il ne peut s'identifier à ces modèles plutôt extravertis, mais il n'arrive pas non plus à se définir autrement. Il sent qu'il n'est pas réellement investi dans son métier, dans lequel il peine à se faire reconnaître. Père de deux enfants, il a du mal à être présent sur le terrain de la vie familiale, et sa femme lui reproche d'être toujours ailleurs, « dans la lune ». La culpabilité de ne pas marcher sur les traces de son père et de son grand-père, la difficulté d'être père lui-même, de savoir qui il est réellement, de trouver sa place professionnelle, l'impossibilité de désobéir aux injonctions de sa famille... tout cela constitue pour lui un problème quasiment insoluble.

Quoi de plus douloureux que d'être coupé de soi, de se sentir perdu, désorienté, et absent à soi-même ? Perçu à tous les niveaux de l'être, ce vide peut devenir intolérable et engloutir le Moi tout entier. La personne vit, mais ignore totalement ce dont elle a besoin pour être heureuse et se sentir exister. Qui est-elle, comment peut-elle se définir ? Quelle voie doit-elle suivre ? Elle ne parvient pas à s'investir dans quoi que ce soit et ne peut se sentir portée par ce qui l'anime au plus profond, car cette dimension d'elle-même lui est étrangère : elle n'en a aucunement conscience.

Elle peut, pendant un temps, suivre les traces de ses parents, faire ce qu'on attend d'elle, se marier, avoir des enfants, travailler… Elle parvient ainsi à jouer un rôle et à donner le change, mais sans y croire vraiment. Elle est régulièrement tenaillée par l'angoisse et la peur de l'échec, ou simplement fatiguée, lasse, déprimée, et comme de plus en plus éloignée d'elle-même.

Incapable de sentir de l'intérieur ce qui la motive, ce qui est important, la personne reste hermétique à elle-même et souffre de ne pouvoir se dire, se poser dans la réalité, et décider de sa vie. Les vrais choix, ceux de l'être « sujet de son histoire », demeurent impossibles, l'engagement se restreint à se maintenir à flot dans une vie qui n'a littéralement *pas de sens* – c'est-à-dire qui ne sait pas où elle va.

La dépression et l'effondrement psychique guettent celui ou celle qui s'est construit uniquement en s'identifiant aux modèles familiaux, en reproduisant parfois à l'identique la vie de ses parents sans avoir pris le temps d'entrer en contact avec son désir, ses propres besoins, sa singularité d'être humain et le projet de vie qui est le sien. Pour certains, le conditionnement est tel *qu'ils ignorent même qu'ils ont le choix de faire autrement…*

Ni femme ni homme

Ariane est une épouse comblée… du moins en apparence. Elle a « tout ce dont une femme peut rêver » : un mari aimant et prévenant qui la seconde, des enfants bien élevés, un physique agréable, de l'argent, un travail qui l'intéresse. Mais quelque chose de fondamental la dérange et l'empêche de vivre : elle n'arrive pas à sentir qu'elle est une femme. Elle ne comprend pas « en quoi ça consiste », et même le fait d'avoir eu des enfants ne l'aide pas à intégrer sa dimension féminine, à être sûre qu'elle n'est pas un homme. Où est la différence ? Elle n'en sait rien.

Sa mère elle-même n'a jamais songé qu'être « autre chose qu'un homme » pouvait être valorisant. Bien sûr, les mots n'ont jamais été prononcés ; mais ils sont inscrits en filigrane dans l'inconscient familial : la femme ne vaut rien. Elle n'existe pas.

Les raisons invoquées sont multiples, mais elles véhiculent toutes le même message : seul l'homme compte. Dans cette famille, les femmes se sont mises au diapason et ont fini par haïr leur féminité, source de tant de honte. Comment une fille naissant dans un tel contexte peut-elle vivre et apprécier son identité de femme sans se sentir coupable, inutile, impossible à aimer ? Il ne lui reste plus qu'à vivre comme si cette différence homme/femme n'existait pas. Or ce déni ne suffit pas à masquer définitivement le problème, qui réapparaît sous la forme d'un profond vide intérieur.

Certaines personnes ne sont pas en relation avec leur identité sexuée : il leur est difficile, voire impossible de sentir ce qui fait d'elles une femme ou un homme. Bien sûr, elles le savent *intellectuellement*, mais il y a en elles quelque chose d'inachevé, qui se maintient dans un territoire « neutre ». Cette indétermination se vit avant tout dans le corps. Celui-ci reste un territoire étranger, voire menaçant, sur lequel il faut garder le contrôle, mais que l'on n'habite pas pour autant.

Elles oscillent alors entre le rejet de ce corps, dont elles ne savent que faire, ou l'obsession de la perfection physique. Elles restent avant tout dans la négation de leur véritable dimension corporelle, dangereuse, honteuse, qui ne mérite pas d'exister et qu'elles ne peuvent investir sous peine d'une confrontation trop douloureuse.

Les paroles et les attitudes des parents à propos de sexuation et de sexualité, ainsi que leur relation à leur propre corps, ont un impact profond sur la psyché de l'enfant en train de se construire. Un dis-cours parental dévalorisant ou méprisant empêche l'enfant de s'identifier à son propre sexe ; il contribue à perpétuer un climat de honte et un regard critique vis-à-vis de tout ce qui a trait au corps, à la sexualité et au genre sexuel. Parfois, l'enfant est d'emblée au cœur d'un drame, parce qu'il naît fille dans une famille où seuls les hommes ont du poids, ou *vice versa* ; dans d'autres cas, on prône l'indifférenciation sexuelle, comme si, homme ou femme, c'était la même chose…

De telles attitudes entravent singulièrement l'identification de l'en-fant à l'homme ou la femme « en devenir » qu'il porte en lui, et contribuent aussi à l'éloigner de ses sensations et de ses instincts. Elles le plongent même parfois dans des pathologies plus ou moins sévères, qui ont toutes trait à la dimension matérielle de l'existence : anorexie, boulimie, difficultés financières ou sexuelles, problèmes d'image…

Nous verrons dans la deuxième partie de cet ouvrage comment se transmet ce déni, et à quel point il est « affaire de famille ». Il est l'héritage de générations où parents, grands-parents et arrière-grands-parents considéraient le corps (et notamment celui de la femme) comme diabolique : il fallait le dompter et le tenir en laisse sous peine d'horribles châtiments. Dans la majorité des cas également, le féminin était largement déconsidéré, et la différence des sexes reléguée aux oubliettes au profit d'un genre « asexué » qui convenait mieux à tout le monde.

Je ne vaux rien, absolument rien...

Julie a quarante ans et se débat depuis plus de vingt ans avec une image d'elle-même négative et dévalorisante dont elle ne peut se débarrasser. Douée, intelligente, vive et drôle, elle n'imagine pas un instant qu'on puisse lui reconnaître une quelconque valeur ou apprécier ses qualités. Dans son opinion, tout ce qui vient d'elle est nul, et le restera. Jamais elle n'aura d'importance, pour personne. Le monde extérieur la mène d'échec en échec, et rien de ce qu'elle entreprend ne réussit à démentir ceci : « elle ne vaut rien ».

Depuis qu'elle est toute petite, Julie vit dans un monde imaginaire, dont elle est le centre et où elle a tous les pouvoirs. Dans sa famille, en revanche, elle n'a jamais vraiment eu de place : ses parents l'ont eue très jeunes, sans la maturité nécessaire pour s'en occuper ; ils l'ont « trimballée » comme un paquet, une chose encombrante. Pour eux, être parents ne consistait qu'à assurer le minimum du point de vue matériel. Ils s'étonnent d'ailleurs des échecs de Julie, persuadés d'avoir fait tout ce qu'il fallait pour elle.

Comment pourrait-on prétendre à quoi que ce soit, alors qu'au fond de soi, on sent qu'on ne pèse pas lourd dans la balance ? Que l'on soit là ou non n'a aucune importance, et rien de ce qu'on fera ne pourra changer le cours du destin.

Ceux qui sont dans ce cas pensent que personne ne leur accorde aucune place ; et c'est souvent vrai, *à commencer par eux-mêmes*. Persuadés que la vie les a oubliés, ils n'imaginent même pas posséder un pouvoir quelconque, et encore moins avoir un jour le bonheur de vivre comme ils l'entendent, de concrétiser leurs aspirations… Ils peuvent tout au plus se réfugier dans leurs rêves, parfois, pour ne plus en sortir.

Il ne suffit pas d'avoir été nourri et logé pour avoir le sentiment de sa propre valeur ! Encore faut-il avoir eu une place dès la naissance. Même si tout n'était pas toujours idyllique, on a pu au moins sentir qu'on faisait partie de la famille, et qu'on était reconnu en tant que tel. Pour certains, cette place a dès le départ pris la forme d'une *absence*, pour toutes sortes de raisons que nous étudierons au fil des chapitres. Mais ne pas donner sa place à un enfant ne fait jamais que rappeler à quel point *on n'en a pas eu soi-même*.

Coupable d'exister

Didier, un homme à l'humour décapant, sensible, intuitif, d'une intelligence fine et aiguisée, s'effondre dans mon cabinet en pleurant. Il souffre profondément et se sent coupable en permanence. Lorsque je l'interroge à ce propos, il m'avoue qu'il ne sait pas pourquoi. Cependant, il s'imagine toujours que le pire va lui tomber dessus, comme s'il méritait d'être puni. Médecin, il est attaqué en justice par un patient qui lui reproche une erreur médicale, dont il n'est pas responsable. Mais il pense néanmoins qu'il va devoir « payer », un jour ou l'autre.

Au fil du temps, nous commençons à repérer qu'il a tout simplement peur d'exister, comme si c'était une faute d'être en vie. Mais au fond, de quoi est-il coupable ? À qui a-t-il désobéi ?

Il sait que sa mère ne voulait pas être enceinte, et qu'elle a failli mourir lors de l'accouchement ; pourtant, elle l'a toujours élevé avec amour. Est-ce suffisant pour l'empêcher de vivre ?

Parfois, il suffit juste d'être né pour se sentir coupable ! Que nous soyons nés au mauvais moment, au mauvais endroit, ou dans des circonstances qui ont mis nos parents en péril physiquement, financièrement, affectivement… le résultat est là : nous sommes *convaincus* que nous ne méritons pas de vivre, car nous sommes responsables d'un désastre.

Se montrer au grand jour, « réussir sa vie », se mettre en lumière est donc synonyme de danger, d'extinction. Nul besoin de recourir à des solutions extrêmes : l'inconscient se charge de tout. Il organise méthodiquement notre naufrage, et nous met systématiquement en échec. Nous nous punissons nous-mêmes avant d'être punis : de cette façon, nous ne risquons plus rien, et surtout pas de désobéir à ceux qui ne souhaitaient pas nous mettre au monde, comme c'est le cas pour Didier.

L'enfant qui naît n'est coupable de rien. Cette culpabilité qui n'est pas la sienne est l'un des sentiments les plus volontiers transmis en matière de généalogie. Ainsi, nous verrons que nous avons tout intérêt à jeter un coup d'œil sur notre histoire familiale en repérant de quelle faute il s'agit, car, en vérité, ce n'est pas la nôtre…

29

Se définir, s'aimer, avoir confiance en soi, se donner de la valeur, se sentir pleinement sexué, responsable de ses choix, et aller vers son destin en toute liberté, voilà ce que chacun souhaite aujourd'hui pour lui-même. Or, pour beaucoup, cette perspective semble aux antipodes de leur vie quotidienne, plus proche de la survie que de l'accomplissement et de la complétude.

Un tel constat s'accompagne souvent de sentiments d'amertume, de dégoût, de désespoir, d'angoisse ou de vide. Pourtant, ce n'est pas une fatalité. Les difficultés évoquées dans ce chapitre ont trait à des manques, des carences fondamentales, dont nous verrons qu'elles sont en lien avec le généalogique. Fort heureusement, elles sont aussi les lieux où nous pouvons commencer à nous restaurer, nous construire ou nous reconstruire, et trouver les bases de ce qui fonde notre identité de sujet, en élaboration permanente. Simplement, pourrait-on dire, nous repartons presque de zéro. Mais au fond, cela laisse la porte ouverte à tous les possibles…

L'alliance impossible

« Avec les femmes, ça ne va jamais », «Tous les hommes me quittent », « Personne ne m'aime », « Je ne crois plus à l'amour »…

Pour certains, établir une relation amoureuse significative et nourrissante semble de l'ordre de l'inaccessible. Chaque tentative ne génère que frustration et incompréhension mutuelle, comme si tout espoir avait disparu, comme si l'amour était une abstraction ou un privilège réservé à d'autres. Du « personne n'est assez bien pour moi » à « je suis trop laid pour qu'on m'aime », ce caractère irréalisable se décline sur tous les tons. C'est « l'alliance impossible », drame bien connu, entraînant dans son sillage lassitude, rancœur et déception qui nous envahissent lorsque l'amour nous échappe, encore et toujours.

Quitter avant d'être quitté(e)

Surtout, ne jamais s'attacher ! Voilà la devise de Sylvie. Cette jeune femme qui accumule les rencontres amoureuses et amicales rejoue invariablement le même scénario : les choses démarrent plutôt bien mais, tout à coup, sans raison particulière, elle se sent envahie et met rapidement un terme à la relation.

Pour elle, s'attacher à quelqu'un, éprouver de la tendresse, avoir besoin de douceur et d'intimité, est insupportable. Elle n'a que faire du « sentimentalisme » ; elle est persuadée qu'au fond elle « n'aime pas les gens ». Cette dureté cache une profonde souffrance : Sylvie a peur du lien, ou plutôt du danger qu'il représente : engloutissement, étouffement, perte de soi, anéantissement.

Son enfance est marquée par une relation ambivalente avec une mère tour à tour omniprésente ou détachée : parce qu'elle souhaitait un garçon, la mère de Sylvie était partagée entre un rejet profond de sa fille et un sentiment de culpabilité qui l'amenait à la surprotéger.

« Mon père n'a pas vraiment eu son mot à dire » raconte Sylvie. Elle s'est sentie trahie et abandonnée face à cette mère toute-puissante et terrifiante, qui passait de l'extrême froideur à une manifestation presque hystérique de ses « sentiments maternels ».

Pour Sylvie, la vie relationnelle se fonde sur un lien ambivalent, où aucune confiance ne peut s'installer : toute proximité, du reste étouffante, alterne avec l'impression terrible d'être « en trop », compte tenu de l'indifférence et de la froideur maternelles.

Derrière ce schéma relationnel d'une grande violence se cache une autre histoire, qui, si elle n'excuse rien, peut néanmoins aider à en comprendre l'origine : ni la mère ni la grand-mère de Sylvie n'ont souhaité avoir des enfants ; elles se sont retrouvées prisonnières du rôle maternel.

Des lignées entières de femmes se sont senties enfermées dans la maternité, et ont été forcées d'y consacrer une partie ou la totalité de leur vie, « par devoir ». Parce qu'elles n'y étaient pas préparées, ou qu'elles ne le désiraient pas, elles ont mis au monde des enfants dans une ambivalence profonde, partagées entre leur désir inconscient de liberté et la culpabilité qui en découle.

Les enfants ainsi conçus se perçoivent inévitablement comme des charges ; ils sentent que leur sécurité affective risque à tout moment de voler en éclats. Ils peuvent décider alors, tout à fait inconsciemment, de se couper de leurs besoins affectifs pour toujours. Devenus adultes, ils auront tendance à saboter leurs relations, quand l'intensité de celles-ci devient trop forte pour qu'ils puissent risquer de les perdre. Ainsi se perpétuent des générations d'hommes et de femmes incapables de créer des liens durables, paralysés par une peur à laquelle ils ne comprennent rien.

« On me laisse toujours tomber ! »

Après cinq échecs successifs, Pascal a définitivement renoncé à trouver la femme qui lui convient. À chaque relation amoureuse, il fait ce qu'il peut pour que la relation soit harmonieuse, équilibrée et joyeuse. Pourtant, ses amies le quittent invariablement, et il se retrouve seul à chaque fois. Pourquoi est-il aux prises avec cette répétition quasiment inéluctable ? Peut-il changer le cours des choses, ou est-il victime d'une fatalité ?

Pascal apprend que son cas n'est pas unique dans sa famille. Son père et, avant lui, son grand-père ont tous les deux été abandonnés à la naissance par leur mère.

> Au fil des séances, il commence à entrevoir sa part de responsabilité inconsciente. Il prend conscience que sa façon excessive de s'assurer que tout va bien dans la relation peut éloigner ses partenaires, écrasées par une demande affective énorme et néanmoins inappropriée.
>
> En effet, Pascal est pris entre deux désirs incompatibles : réussir sa vie amoureuse, mais aussi, de façon inconsciente, rester loyal à son père et son grand-père en partageant leur infortune. Ainsi, il reste symboliquement relié à eux et évite la culpabilité de les surpasser.

Au début, tout est rose. Celui ou celle-là, enfin, ce sera « le Grand Amour ». Puis vient la désillusion. Il/elle est parti(e), « sans raison, pour quelqu'un d'autre, par ennui, pour changer d'air, parce qu'on était trop bien »… L'issue est toujours la même : « On me laisse toujours tomber. »

Il peut arriver à chacun d'entre nous d'être quitté au moins une fois dans sa vie, mais répéter ce schéma inlassablement peut devenir désespérant, voire inquiétant. Cela peut aussi générer ce que l'on redoute le plus. Car l'insécurité liée à la peur de l'abandon va nous pousser à demander à l'autre qu'il nous rassure en nous donnant des preuves qu'il ne nous quittera jamais, ce qui finit un jour ou l'autre par le lasser et le faire partir vers d'autres cieux, et surtout vers d'autres partenaires plus autonomes sur le plan affectif. Être constamment dans l'obligation de réitérer sa bonne volonté, son amour inconditionnel et son soutien indéfectible est le rôle du parent, pas du partenaire.

De plus, rien ne peut rassurer définitivement celui qui est en proie à l'insécurité affective. Le doute et la difficulté à créer un lien existent depuis trop longtemps et renvoient à des béances plus fondamentales, qui n'ont jamais été refermées. Celles-ci sont d'autant plus difficiles à dépasser qu'elles existent souvent depuis plusieurs générations sans jamais avoir été « confrontées ».

L'enjeu est donc de sortir de la répétition. Pour cela, il faut d'abord repérer tous les mécanismes qui peuvent pousser à rester dans ces schémas de « loyauté », qui constituent l'un des noyaux les plus puissants de la transmission généalogique inconsciente.

Je n'ai aucun plaisir sexuel

Très jolie, habillée avec goût, sûre de son charme… et complètement déconnectée de son corps : voilà le portrait de Jane.

Pour elle, les relations sexuelles ne sont que frustration, complication et blocages. Elle explique sans aucune gêne qu'elle peut faire « n'importe quoi » avec un homme, mais que de son côté, elle ne ressent rien. C'est comme si son corps refusait de se plier à la jouissance, et restait « pur, fort, intouchable ». Ses premières expériences ne sont que de mauvais souvenirs ; aussi loin qu'elle se souvienne, il lui semble que « le plaisir n'est pas pour elle ».

Personne n'a jamais dit à Jane qu'elle deviendrait un jour une femme, qu'elle pourrait jouir de son corps. Aucune parole ne l'a reliée à cette composante essentielle et sacrée de l'être humain. Son sexe lui reste profondément étranger et lointain, voire menaçant.

Tout cela demeure caché au plus profond d'elle-même ; sous son apparence de femme moderne, libérée et « affranchie », Jane est « en sommeil », en attente de celui qui viendra la réveiller et la révéler comme par miracle à sa dimension de femme.

Mais qui peut accepter un tel défi ? Qui peut secouer le joug de générations de femmes hypnotisées par un discours familial qui a interdit le plaisir, comme c'est le cas chez elle, et chez beaucoup d'autres ?

La sexualité est affaire de ressenti corporel ; elle est également tissée des différents messages véhiculés par nos ascendants. Nous ne pouvons prétendre y accéder que dans le respect et la connaissance de notre corps et du corps de l'autre, dans un climat de confiance réciproque. Or, pour beaucoup, même à notre époque d'apparente liberté, la sexualité reste un domaine méconnu où se jouent des histoires complexes, des conflits non résolus faits de peurs et de sentiments ambivalents. Rapports de forces, soumission, humiliation, colère, ressentiment : le terrain est miné. Considéré par beaucoup comme un lieu où il faut être performant ou « satisfait » à tout prix, c'est pourtant un des domaines qui nous échappe le plus, à cause de la complexité inhérente à la relation entre deux êtres humains.

Tout cela rend le plaisir sexuel très aléatoire, voire parfois impossible à atteindre. L'ennui, la frigidité, l'impuissance, l'absence de désir sont constamment évoqués. Mais nous a-t-on appris à accéder à notre jouissance dans le respect de ce que nous sommes ? Ou au contraire, n'avons-nous pas tendance à répéter des conflits insolubles qui nous ont été transmis depuis des générations, et qui ne nous appartiennent pas ?

« Un jour mon prince viendra... » Oui, mais quand ?

Isabelle est amoureuse d'un médecin marié et beaucoup plus âgé qu'elle, qui ne la voit que pour sa propre satisfaction sexuelle. Cette relation est frustrante, tant au niveau affectif qu'émotionnel : ils ne se rencontrent que sur le lieu de travail de cet homme, entre deux rendez-vous.

Isabelle ne comprend même pas ce qu'elle lui trouve : il n'est pas gentil avec elle et l'utilise comme un objet. La situation est humiliante pour elle, mais elle ne peut se résoudre à y mettre fin. Plus il est distant, plus elle s'accroche.

Tout à coup, elle entrevoit que quelque chose de cet homme pourrait être lié à son histoire familiale. Elle se sent prise dans un imbroglio qu'elle ne maîtrise pas, mais qui la renvoie à des personnages et des situations très familières : sa mère et son arrière-grand-mère ont toute leur vie vécu des relations extraconjugales ; elles se sont mariées, mais n'ont jamais cessé de fantasmer sur ces hommes inaccessibles, car déjà engagés. Isabelle rejoue à l'infini ce schéma familial qui mine ses relations, comme si elle était persuadée qu'une relation heureuse, un amour partagé, lui étaient à jamais interdits.

Il y a ceux pour qui l'amour ne peut se vivre que dans le rejet, l'absence, le fantasme, et surtout jamais dans la réalité. Leurs choix se portent d'office sur ceux qui ne voudront pas, ne sauront pas les aimer ; ou bien encore attendent-ils la relation idéale, et éloignent d'eux tout être humain qui ne leur donnerait pas l'amour parfait dont ils rêvent. Installés dans leur tour d'ivoire, ils souffrent… tout en se gardant bien de prendre le risque d'une vraie relation, comme s'ils tenaient à rester fidèles à un seul amour : l'absence.

Souvent, cette absence cache un ou plusieurs autres absents au cœur de l'arbre généalogique, un autre amour fantasmé ou qui s'est terminé tragiquement. Combien de nos ancêtres ont ainsi sacrifié leur vie amoureuse, et sont restés inconsolables, enfermés dans le souvenir, coupés de la vie ? Figés face à la place vide de celui qui a disparu, ils ont empêché toute alliance et toute possibilité pour l'amour de reprendre sa place au sein de l'arbre ; car les descendants se chargent aussi de ces relations inachevées et du cortège de sentiments frustrés qui les accompagnent à travers leurs propres relations inabouties et impossibles…

★
★★★

Personne ne peut vivre isolé : les êtres humains sont en interaction constante de leur conception à leur mort. Bien sûr, cela ne nous empêche pas de nous sentir seuls face à notre destin, à nos choix, à la souffrance, à la vie tout simplement… Mais nous oublions souvent à quel point cette solitude n'est jamais totale ni définitive : nous pouvons, à tout moment, entrer en contact avec le monde autour de nous.

Or, parfois, nous avons du mal à nous lier aux autres à cause de peurs qui datent de l'enfance. Peut-être avons-nous baigné dans un climat familial où nous avons entendu et perçu que le lien affectif ou amoureux était porteur d'insécurité, d'ambivalence et de violence, ou encore d'enjeux dont la complexité nous échappait. Ce lien a pu devenir un moyen de s'assurer du pouvoir, voire un synonyme de manipulation et de chantage affectif.

La famille d'où nous venons nous habite constamment, et en particulier dans nos difficultés à établir des relations réellement satisfaisantes, c'est-à-dire vécues dans un partage équilibré, où sont conviées toutes les dimensions de l'être : le cœur, le corps et l'esprit. Le choix d'un partenaire, dont nous pensons souvent qu'il reflète nos goûts personnels, convie aussi tout notre arbre généalogique à nos rendez-vous amoureux.

L'échec professionnel, social, financier

3

« Quand je serai grand(e), je serai pilote de ligne, journaliste, interprète, danseuse étoile, footballeur, président de la République… ». Qui n'a jamais prononcé une de ces phrases ?

Autrefois, l'avenir était tracé, pour la plupart, selon le milieu d'origine ou la place dans la fratrie. Certains étaient désignés d'office pour reprendre l'affaire familiale sans autre choix possible, sacrifiant ainsi leur vocation.

Ce temps est révolu. Néanmoins, le rêve ne devient pas toujours réalité, et il arrive que nous ne trouvions pas le chemin de notre insertion dans la société. D'échec en déception, la vie semble affirmer notre incapacité à exercer un métier que nous aimons, ou à trouver notre place dans le monde extérieur.

Pourquoi ? Dans quelle mesure sommes-nous responsables de ce qui se joue ? Comment nous y prenons-nous pour subtilement faire rater nos projets, passer à côté des opportunités, ne pas réussir à obtenir la reconnaissance sociale et financière de nos efforts ? Voici quelques exemples des blocages qui se manifestent si souvent dans ce domaine.

Je ne peux pas faire ce que j'aime

Après des études de commerce pas vraiment « choisies », Marie a obtenu divers postes dans la communication ; elle est bien payée, mais elle s'ennuie. Elle cherche depuis des années à s'établir à son compte comme consultante en *Feng-Shui*. Or, dès qu'elle essaye de réaliser son projet, quelque chose l'empêche d'aller plus loin : décès d'un proche, faillite de son mari, crédits impossibles à obtenir... à chaque fois, le changement qui lui tient tant à cœur paraît impossible.

C'est comme si tout se liguait contre elle pour l'empêcher de faire ce qu'elle aime. Marie avoue que cela lui arrive très souvent, sauf pour les projets auxquels elle ne tient pas particulièrement et pour lesquels elle ne se sent pas concernée.

L'impossibilité à réaliser ses aspirations génère une terrible frustration qui peut précipiter quelqu'un dans le désespoir, surtout lorsque les choses lui échappent de façon répétitive, pour des motifs qu'il ne contrôle pas.

Nombreux sont ceux dont le rêve s'écroule dès qu'ils essaient de passer à la concrétisation de leur projet. Leurs associés les trahissent, ils ne trouvent pas les financements nécessaires, « on » leur met des bâtons dans les roues… Jamais rien ne fonctionne, et ils sont dans l'obligation de se rabattre sur une activité purement alimentaire.

Même lorsque nous possédons les compétences et les talents requis, il arrive que nous rations ce que nous entreprenons ; lorsque cela se répète, que la vie nous oblige à nous satisfaire de ce qui ne nous rend pas heureux, notre véritable désir n'est jamais réalisé.

Or, rien n'est plus important que le désir ; même si tout n'est pas réalisable, c'est lui qui nous pousse en avant et nous anime d'une pulsion irrésistible. Mais qui dit désir dit parfois aussi « interdit » : ne pas réussir à réaliser nos désirs amène à s'interroger sur la façon dont nos ancêtres ont pu réaliser les leurs, et à quel prix. Autrefois, choisir sa carrière au détriment de sa famille était très mal vu, surtout pour les femmes. En fait, chaque fois que nos projets n'aboutissent pas, c'est peut-être que nous payons notre tribut à l'arbre généalogique, souvent dans une totale ignorance des véritables raisons de nos échecs.

Réussir, moi ? Jamais...

Le « syndrome d'échec » peut aussi se propager à l'ensemble de nos activités, et nous pousser à fuir toute situation où nous risquons d'être mis en valeur, reconnus et exposés au vu et au su de tout le monde. Nous agissons parfois comme s'il fallait à tout prix éviter de nous faire remarquer. C'est l'étudiant qui ne se réveille pas le jour de l'examen, le comédien qui a un accident le soir de la première, celui qui s'effondre au moment précis où ses projets se concrétisent... La peur liée à la réussite est dans ce cas totalement inconsciente, hors de proportion, et absolument impossible à maîtriser. Elle peut aller jusqu'à une profonde angoisse. Mais quel est le danger tant redouté ?

La crainte de la réussite peut renvoyer à des peurs profondément ancrées : celle de la solitude, de l'inconnu, de l'exclusion, de la punition… Elle peut engendrer une culpabilité dont on ne comprend pas l'origine. Elle touche tous les milieux, tous les âges, même ceux qui ont déjà fait carrière, et ne « craignent plus rien » en apparence.

Or, bien souvent, cette crainte nous parle du passé et s'inscrit dans une continuité familiale, où la réussite touche à des enjeux plus complexes qu'il n'y paraît. Nos « ambitions » personnelles contrariées peuvent masquer des facteurs inconscients liés aux accidents de parcours de nos ancêtres, à leurs difficultés à trouver leur place sur le plan social et professionnel et à leurs conflits internes avec leurs milieux d'origine.

Prospérité interdite

Ariane vient me consulter pour une question très précise : elle ne peut se faire payer à sa juste valeur. Intelligente, brillante, passionnée et pleine d'énergie, elle sait que son travail de coach permet à ceux qui viennent la consulter de transformer leur vie, et qu'elle est véritablement apte à exercer ce métier. Alors, pourquoi ce refus de l'argent ? Ce ne sont pas ses compétences qui sont en cause, mais plutôt une image d'elle-même incompréhensible qui la hante : elle se voit comme une femme qui travaille « pour rien », comme si la question de l'argent était, bizarrement, hors de propos. Pourquoi une personne aussi talentueuse ne gagne-t-elle pas sa vie ? Quel risque évite-t-elle ainsi ?

Il se pourrait qu'il existe un lien entre son manque d'argent chronique et le destin de sa famille restée en Roumanie, dont tous les biens ont été confisqués par le pouvoir en place au cours d'obscures périodes de l'histoire. En ne gagnant rien, Ariane ne risque pas de tout perdre et d'être dépossédée comme ses ancêtres…

Pour certains, se faire payer le fruit de leur travail, se faire reconnaître dans le monde extérieur, gagner suffisamment d'argent pour mener une vie agréable et prospère, où ils sont en sécurité, tient du casse-tête, ou du fantasme irréalisable. Cela se traduit de plusieurs façons :

- Se faire payer moins que ce que l'on vaut, tout en le sachant. Dans ce cas, la personne se sous-estime, et reconnaît aux autres le droit de profiter de ses services dans un cadre où le juste équilibre n'est pas respecté. Qu'elle trouve cela normal, ou qu'elle s'insurge contre cet état de fait, le résultat est le même : elle n'est pas reconnue. Qu'est-ce qui se cache derrière cette absence de reconnaissance ?

- Ne pas accorder de l'importance à l'argent. Il est ignoré, ou associé à la honte, à la culpabilité, parfois même à l'égoïsme. D'ailleurs, « mieux vaut ne pas en avoir » ou « ça ne rend pas heureux ». Quelle est l'histoire de l'argent dans la famille ? Comment et dans quelles mains a-t-il circulé pour avoir pareille image ?

- Se complaire dans le syndrome du « génie méconnu » : « De toute façon, on ne m'estime jamais à ma juste valeur. » Certes, nombreux sont les grands créateurs morts avant d'avoir obtenu la reconnaissance et la richesse ; mais à qui cet échec permet-il de rester fidèle, et pourquoi ?

- Dépenser sans compter : il y a ceux pour qui l'argent, à peine gagné, doit être englouti dans des dépenses inconsidérées, même si une telle attitude est synonyme de fins de mois difficiles. Quelle insécurité fondamentale la personne répète-t-elle ainsi ?

Manquer d'argent, ne pas réussir à « gagner sa vie », avoir des dettes, être chroniquement aux prises avec le spectre de la pauvreté ou de l'échec professionnel, ne pas être reconnu socialement : les relations au concret et à la dimension matérielle de l'existence peuvent être endommagées et douloureuses. Tout ce qui s'y rattache devient compliqué, pesant et générateur d'un sentiment d'infériorité, de honte ou d'angoisse. La manière dont nous portons en nous les réussites, échecs, complexes, névroses de classe et autres mémoires ancestrales peut nous maintenir dans des schémas restrictifs, empêcher toute prospérité économique et anéantir toute tentative d'accomplissement professionnel.

Souffrir, encore et toujours

La souffrance existe, comme les situations de crise. Il serait absurde de le nier. Cependant, chacun y réagit à sa façon. Nous avons le choix de l'attitude que nous adoptons ; notre marge de liberté est mince, mais elle existe quand même. Elle passe nécessairement par une interrogation sur notre part de responsabilité, ainsi que sur la signification même de cette souffrance à travers le symptôme qui la représente, notamment lorsqu'elle nous touche dans le corps, et encore plus lorsque ce symptôme s'inscrit dans une répétition généalogique.

Certaines personnes ont du mal à établir cette distance et finissent par s'identifier complètement à ce dont elles souffrent. Elles renoncent ainsi à la possibilité d'en sortir, d'y trouver une signification en décodant enfin l'origine de leurs maux. Peut-être y a-t-il alors une complaisance, une fascination à être dans cet état. La souffrance devient une habitude, une fidélité. Si certains sont amenés à transformer leur mal-être en processus de construction intérieure, d'autres aiment à y rester définitivement collés, comme dans un mariage où les partenaires se détestent, mais ne peuvent se passer l'un de l'autre.

Victime, comme d'habitude

« C'est la faute des autres, le monde est méchant. » Voilà à quoi se résument les séances avec Pierre : il est persécuté. De sa concierge à sa famille, tout le monde lui en veut, depuis toujours. Il s'acharne à se décrire comme une victime absolue ; il n'est jamais responsable de rien, et le répète à qui veut l'entendre.

Certes, il existe des gens qui vivent réellement des situations difficiles, et qui ont de bonnes raisons de se plaindre et d'exprimer leur lassitude et leur tristesse. Mais il s'agit ici d'autre chose, d'une litanie venue du fond des âges, d'un discours lancinant, hypnotique, appris et récité par cœur, qui repasse encore et toujours sur le même sillon : « Je souffre, et ce n'est pas de ma faute. »

Quoi qu'elle fasse, la victime se heurte en permanence à un mur. Le monde lui est hostile. Fragile, vulnérable, elle est en permanence agressée alors qu'elle n'est qu'amour et compassion. Quelle injustice ! La moindre blessure réveille d'autres blessures en écho, et le château de cartes qu'elle essaie vainement de construire s'écroule une fois de plus. Personne n'a jamais compris combien elle est sensible, à quel point elle a besoin d'un traitement de faveur. La vie, au contraire, s'acharne sur elle sans pitié. Le pouvoir est dans les mains de l'autre, des autres, dont elle est encore et toujours victime.

Vous reconnaissez-vous, même un peu, dans ce portrait ?

Pour quitter ce rôle, il faut sortir d'une vision manichéenne de la vie. Il s'agit de prendre conscience que l'on est en partie responsable de sa souffrance et que l'on dispose de capacités qui permettent de la transformer. Or, la victime abandonne littéralement tout pouvoir de décision, d'action, de choix, et refuse même de se les approprier. Pour elle, aucune solution n'est envisageable : elle ne veut surtout pas sortir de son état. L'échec a un goût amer, certes, mais que certains apprécient parce qu'il les rassure : changer de plat peut s'avérer extrêmement angoissant quand on a toute sa vie mangé la même chose…

Celui qui endosse cette identité de victime joue dans le système familial un rôle particulier dont il ne peut sortir qu'en prenant conscience des mécanismes et des enjeux qui le lient à son sort malheureux. Car, le plus souvent, contrairement à ce qu'il croit, il occupe une place prépondérante, en portant à lui seul tout le poids de l'ombre transgénérationnelle et des injustices du passé.

Le symptôme corporel

On ne peut évoquer la souffrance sans parler du lieu même où nous la ressentons. Qu'elle soit psychique ou physique, elle existe avant tout dans notre corps, à travers des sensations désagréables, des douleurs, des dysfonctionnements ou des maladies graves. La tristesse, la dépression, dont on dit parfois qu'elles sont « psychologiques », atteignent notre énergie vitale, et provoquent des manifestations somatiques qui peuvent être d'une grande violence. L'angoisse, lorsqu'elle nous envahit, ressemble à s'y méprendre à une sensation de mort imminente. La souffrance psychologique du deuil, du manque d'argent ou de la trahison amoureuse, peut, selon les individus, rendre léthargique, donner la nausée, nouer l'estomac, ou encore *choquer* au même titre qu'un coup sur la tête.

Le corps est le lien le plus authentique avec notre vérité intérieure, notre inconscient, nos désirs et nos émotions. Même si nous parvenons parfois à lui imposer notre loi, c'est toujours lui qui reprend le dessus. Que ce soit par de simples migraines ou à travers des symptômes plus alarmants, il témoigne d'une vie dont nous ne savons pas grand-chose et sur laquelle nous n'avons aucun contrôle ; le corps nous transmet, à travers un langage d'une grande précision, l'état des lieux de notre psyché, et son histoire, depuis le début.

Le corps est, par excellence, le lieu où tout se joue, puisque sans lui, nous n'existerions pas. C'est là aussi que nous prenons conscience de notre fragilité d'être humain : car bien que la science prétende le contraire, le corps reste une énigme. Nous ne pouvons que nous incliner devant son mystère, même à notre époque où l'homme pense qu'il peut tout maîtriser. Grâce au lien complexe entre matière et psyché, nous pouvons mettre du sens sur ce que le corps traverse, ressent et nomme sans parler dans son langage très évocateur.

Pourquoi tel symptôme à ce moment-là ? Pourquoi tomber malade alors que tout allait bien, que nous avions envie de vivre et de profiter de tout ? Comment faire lorsque nous sommes sans cesse ramenés à cette souffrance physique, qui nous touche à travers mille maux quel que soit notre âge ? Comment et à quoi relier ces maux ? Sont-ils aussi objets de transmission ?

Dans la famille de Lucie, grand-mère, mère et fille souffrent toutes les trois d'une pathologie digestive : cancer de l'œsophage pour la grand-mère, cancer du côlon chez la mère, et enfin hépatite chronique chez Lucie. Quel est le fil directeur entre ces trois pathologies qui se transmettent de mère en fille depuis trois générations au moins ?

Le langage du corps est symbolique ; mais le symbole n'a de sens *que pour nous et pour nous seul* : on n'est pas malade du foie dans toutes les familles pour des raisons identiques. Chaque famille possède son propre système symbolique. Une démarche cohérente et rigoureuse nécessite de laisser la possibilité à chacun de réinventer sa propre histoire, sans lui imposer une interprétation générale.

Dans tous les exemples que nous avons vus, l'échec et la souffrance sont devenus des parties intégrantes des individus, qui s'y identifient comme s'ils y avaient été engloutis. Ils perdent ainsi tout moyen d'en sortir, de changer les choses, d'aller mieux, d'imaginer des solutions. La distance entre eux et leur mal-être n'existe plus et les condamne à perdre leur capacité de résistance, de choix, de transformation et de guérison. Pris au piège de leurs croyances, ils tournent en rond sans espoir, sans discernement, et s'abandonnent sans résister au vide qui leur tend les bras.

Or, tout individu qui se débat dans des situations inextricables ou des cycles répétitifs de crise, de désespoir et de souffrance, est lié au destin de sa famille. Ce que les autres qui nous précèdent ont traversé nous rejoint sans cesse, et nous enjoint de façon pressante à faire la lumière sur certains éléments du passé, pour nous séparer enfin de ces processus d'échec, de maladie, de non-réalisation, d'où le désir et le plaisir sont absents, d'où la vie semble s'être retirée pour toujours.

Il y a d'autres façons de se relier au passé, d'autres choix, d'autres possibilités à inventer, d'autres alliances à créer. Il nous suffit de savoir ouvrir les yeux et de célébrer, en nous et autour de nous, cette vie qu'on nous a transmise puisque nous sommes là aujourd'hui. Nous pouvons devenir les témoins, qui, en honorant nos ancêtres, nous portons volontaires pour continuer leur tâche, à notre manière : humbles, mais déterminés à transformer les choses puisque nous en avons le pouvoir et les moyens. Pour cela, il nous faut plonger au cœur de notre histoire familiale et de ses mystères, et aller à la rencontre du passé.

DEUXIÈME PARTIE

Les enjeux de ma place généalogique

Qu'est-ce qui contribue à faire de moi ce que je suis, et ce que je deviens ?

Rien n'est anodin dans notre histoire familiale. Nous vivons avec sans y penser, bien qu'elle soit toujours présente en arrière-plan ; nous n'avons pas conscience du caractère animé et vivant de notre arbre généalogique. « Il s'est passé ce qui s'est passé. » Au fond, quelle importance ? Nous ignorons presque tout des détails de la vie de nos ancêtres, et l'important pour nous est d'être là aujourd'hui et de profiter du présent ! Pourtant, si nous prenons la peine de nous déplacer vers la partie immergée de l'iceberg, nous pouvons percevoir à quel point notre histoire généalogique est riche, complexe, mystérieuse, pleine de secrets, de recoins inexplorés, de passions et de rebondissements.

C'est un véritable roman qui se dévoile à nous, dont nous n'avons jamais imaginé toute la densité, la dimension épique ou tragique. Derrière ces photos soigneusement alignées, ces noms et ces dates, se cachent des hommes et des femmes qui ont vécu, aimé, gagné et perdu des choses ; des êtres qui se sont posé des questions importantes, se sont engagés dans des combats, et ont traversé de terribles épreuves… Tous ont partagé avec d'autres des rires et des larmes, à des époques maintenant révolues. L'émotion nous saisit lorsque surgit tout à coup cette mémoire collective, au détour d'une image, d'un souvenir, à travers tous ces parfums du passé, ces « airs du temps » jadis, contenant tous les sentiments humains possibles, comme des bijoux étincelants posés là, dans un coffre, à l'abri des regards. L'arbre généalogique est semblable à un grand organisme vivant, qui respire, qui souffre, qui espère, et qui va de l'avant.

De même que le sculpteur fait émerger de la pierre l'œuvre finale, nous sommes façonnés par notre histoire personnelle et familiale. Nous sommes pétris par les désirs, les intentions, les peurs, les souvenirs des uns et des autres. Nous participons à ces échanges qui nous transforment tous, sans exception. Tous les jours, en tant que membres de la famille, nous la faisons avancer, à notre façon, vers quelque chose qui nous dépasse. Tout simplement en devenant de plus en plus nous-mêmes, en apportant notre pierre à l'édifice, nous contribuons à maintenir vivant ce dont nous avons, pour un temps, repris le flambeau.

Venir au monde

Nous allons examiner de quoi est faite notre place, et comment nous pouvons distinguer en nous cette appartenance généalogique, qui, se jouant de nos projets conscients, nous promène au fil de sa nécessité.

Le nom de famille, le prénom, la date de naissance et le rang dans la fratrie sont les paramètres objectifs grâce auxquels nous pouvons définir notre place. Tout cela contribue à nous permettre d'exister en tant qu'être unique, au sein d'un système plus large, dans lequel nous sommes inclus à un endroit très précis et qui n'a pas d'autre équivalent. Nous allons découvrir que cet « endroit » de l'arbre généalogique n'est pas neutre, et en explorer ensemble toutes les implications et tous les niveaux d'appartenance.

À cette place, nous sommes en relation avec chaque membre du système, selon l'identité que nous avons (fille ou garçon, et fille ou fils de nos parents, frère ou sœur, neveu ou nièce, etc.). Chaque type de relation est spécifique (entre générations différentes ou entre les membres d'une même génération) et comporte à la base un ensemble de codes de comportements, d'interdits et d'obligations sous-jacents : le lien entre les membres de la fratrie ou le lien parent/enfant ne nous impliquent pas de la même façon. Nous vivons tour à tour certains aspects de nous-mêmes avec les uns et les autres et expérimentons chacun aussi en fonction de sa propre place, et de la façon dont il la vit lui-même. C'est cette structure de la famille basée sur la succession des générations et la différence des sexes qui nous permet d'avoir des repères et de pouvoir nous situer.

Conception et naissance

Quel que soit le contexte dans lequel l'enfant arrive, désiré ou non, fruit d'un choix librement assumé ou « hasard » de l'existence, les parents (ou la mère si elle est seule) se font une représentation de celui qui va naître de leur union. C'est ce qu'on appelle l'enfant « imaginé », ou l'enfant « narcissique », celui dont on rêve avant même de le concevoir et pour qui l'on souhaite, consciemment ou non, tel ou tel type de destin, de physique, de métier, d'histoire d'amour… « Elle sera institutrice, avocate, danseuse… comme sa grand-mère aurait tant voulu être » ou « Il aura les yeux bleus, comme mon frère, oncle, père, etc. » ou encore « Elle fera un beau mariage, pas comme nous ! », « Lui au moins, il sera fidèle, travailleur, doué pour la peinture, chef d'entreprise… » L'investissement sur l'enfant à naître est souvent considérable, et entièrement subordonné aux histoires de chacun des parents – donc à la façon dont eux-mêmes ont été investis par leurs propres parents, et dont ils ont réagi à cela.

56

Attentes et projections parentales

Ainsi, l'enfant peut être l'objet des attentes et des projections conscientes ou non de la part de ses parents. Ceux-ci peuvent souhaiter, entre autres :

- l'enfant parfait, celui qu'ils n'ont pas été, et qui a tellement manqué à leurs propres parents ;
- la sœur ou le frère qu'ils n'ont pas eu(e) ;
- celui ou celle qui va remplacer tel ou tel personnage de l'arbre généalogique, la sœur ou le frère que leur mère ou leur père a perdu, etc.

Comment vous a-t-on imaginé avant que vous ne veniez au monde ? Dans quel espace arrivez-vous ? Quelle est la situation de vos parents, à ce moment-là de leur vie ?

Bien sûr, le moment de votre naissance est crucial, car votre vie « autonome » commence là ; mais son origine remonte à votre conception, et même encore plus tôt, au moment où vos parents ont eu le projet de vous mettre au monde. Prenons le temps d'imaginer ensemble le déroulement de l'histoire, depuis l'instant où vos parents se rencontrent.

Comment se sont-ils connus et pourquoi se sont-ils choisis ? Êtes-vous au courant des circonstances précises de ce qui s'est passé entre eux à ce moment-là ? Sinon, que pouvez-vous en imaginer ? Si vous manquez d'éléments concrets, cela n'a pas d'importance ; laisser affleurer les images qui vous viennent spontanément. L'essentiel est de prendre conscience de *la manière dont vous vous représentez tout cela*, et non de connaître en détail tout ce qui s'est passé en réalité.

Pensez à l'homme et à la femme qu'ils étaient à l'époque, à l'âge qu'ils avaient, et à ce qui se passait dans leur vie dans tous les domaines.

Cette rencontre-là est à l'origine de votre existence. Aussi est-il important pour vous de sentir ce qu'elle contient, ce qui la fonde. Besoin de sécurité, de liberté, de légitimité ? Passion réciproque ou mariage arrangé par les parents ? Les couples se nouent et se dénouent au fil de notre arbre pour toutes sortes de raisons. Il est parfois question d'amour, mais ce n'est pas toujours le cas ; les temps ne sont pas si lointains où l'on ne concevait l'alliance que pour satisfaire des intérêts réciproques, financiers ou autres.

Au-delà de l'histoire personnelle des parents, c'est aussi la rencontre de deux arbres généalogiques, porteurs de leurs richesses et de leurs déséquilibres respectifs. Certaines alliances ouvrent à d'autres possibles et à des solutions nouvelles, rétablissant ainsi, lorsque c'est nécessaire, la fluidité de la vie et l'énergie pour sortir des impasses. D'autres au contraire maintiennent le *statu quo* en place depuis toujours et renforcent le caractère immobile et figé des transmissions négatives. Elles empêchent tout processus créatif d'émerger, laissant les deux partenaires aux prises avec la répétition à l'identique de leurs problématiques familiales non résolues.

La conception

Idéalement, on pourrait imaginer la conception comme le fruit d'un amour réciproque entre deux personnes qui prennent la décision longuement mûrie de devenir parents à un moment donné, et qui ont la capacité d'accueillir leur enfant en étant pleinement conscients, disponibles, aimants et responsables.

S'il fallait réunir ces conditions optimales pour pouvoir naître, nous ne serions pas très nombreux… Bien sûr, c'est mieux pour l'enfant quand il est accueilli de cette manière ; mais à l'inverse, on peut voir dans de nombreux cas que ne pas avoir été désiré ou être né dans une famille où personne ne joue son rôle n'est pas pour autant synonyme de catastrophe. Beaucoup d'entre nous ont connu des conditions d'arrivée au monde difficiles, voire chaotiques, et ont trouvé ailleurs l'amour et le soutien dont ils avaient besoin. Un début difficile peut se transformer en une fin heureuse :

Anne-Claire dessine sa conception en traçant un noir gribouillis. Elle m'explique que, pour sa mère, le fait d'être enceinte représentait la conséquence d'un péché, d'une faute impardonnable aux yeux de sa famille très croyante. L'acte sexuel et la procréation, qui se vivent pour la plupart d'entre nous comme une évidence, sont pour cette femme, compte tenu de son éducation, une transgression épouvantable.

Ainsi, Anne-Claire, *in utero*, est d'emblée tenue de ne pas se faire voir, et de prendre le moins de place possible. Elle est associée à quelque chose de honteux et d'impur. Devenue adulte, elle se sent toujours coupable de se montrer au grand jour, comme si elle obéissait encore à ce commandement maternel : « Tu resteras dans l'ombre, car tu représentes le fait que j'ai péché. » Elle a repris à son propre compte la honte maternelle, et se l'est appropriée. Ainsi, elle continue d'organiser sa vie en fonction d'une conception héritée qu'elle a faite sienne, une vision qui génère de puissants interdits ainsi qu'une relation à la vie totalement tronquée et irréelle qui imprègne constamment son rapport au monde, aux autres et à elle-même, la réduisant ainsi à néant.

Reprendre contact avec cette partie de son histoire lui a permis de comprendre dans quelle détresse psychique elle avait été conçue et de cesser de s'identifier au regard de sa mère sur elle : petit à petit, elle a retrouvé le droit de vivre et de s'épanouir, en s'ouvrant au monde sans se limiter et sans se punir.

L'enfant *in utero* enregistre tout ce qui se passe autour de lui, notamment les fluctuations psychiques de sa mère et ses possibles ambivalences vis-à-vis du bébé qui va naître : est-elle heureuse dans son couple ? Désire-t-elle vraiment être enceinte ? Comment vit-elle sa maternité, la transformation du corps, l'identification à sa propre mère à laquelle cette expérience la renvoie ?

Si elle ne se sent pas autorisée à être mère, par exemple, ou si elle ressent une honte à mettre un enfant au monde, on imagine bien qu'elle ne vivra pas sa grossesse de la même façon qu'une femme qui attend un enfant dans un contexte plus serein. L'exemple d'Anne-Claire nous montre à quel point l'enfant devenu adulte continue parfois à croire à des injonctions qui n'existent plus depuis longtemps, mais qui se sont mises en place à un stade très archaïque de sa vie à travers la relation mère/enfant pendant la grossesse.

Or, si nous sommes en vie, c'est que le désir d'enfant a été assez grand pour nous permettre d'être là. Ne pas avoir été bien accueillis ne nous impose pas un destin funeste, ni ne nous empêche définitivement pas d'être heureux. Nous ne sommes pas obligés de nous identifier à ce manque premier pour toujours. À nous d'apprendre comment nous réapproprier notre début de vie autrement qu'en dupliquant les émotions et sentiments de nos parents à notre égard. Il s'agit de sentir que nous avons développé des ressources intérieures sur lesquelles nous appuyer pour restaurer ce qui nous a manqué en venant au monde : nous pouvons contribuer à créer en nous-mêmes et pour nous-mêmes un regard bienveillant et un amour inconditionnel.

La confiance en soi, l'amour de la vie, le goût du bonheur sont heureusement possibles même lorsque nos débuts ont été difficiles ou malheureux : tous les contacts enrichissants, tendres et authentiques que nous avons connus, au sein de notre famille ou ailleurs, nous permettent de combler nos manques – suffisamment, en tout cas, pour que nous puissions grandir et prospérer.

Et vous ?

Avez-vous des informations sur ce qui s'est passé pour votre mère pendant la conception ? A-t-elle vécu certains événements heureux ou malheureux ? Comment se sentait-elle ? Était-ce une période facile ou compliquée ? Votre père était-il impliqué dans cette grossesse, ou au contraire absent, lointain et indifférent ?

C'est l'enfant qui fait les parents

Le premier-né provoque un changement irrévocable pour le père et la mère qui sont amenés à exercer une fonction tout à fait nouvelle pour eux. Devenir parents les propulse tout à coup à la place occupée jusqu'alors par leurs propres pères et mères. L'image qu'ils en ont, les relations qu'ils ont entretenues avec eux, leur stade de maturité et d'autonomie affective vis-à-vis d'eux… tout cela va jouer un rôle primordial dans leur manière d'accéder à leur place de parents. Ce changement se fait avec plus ou moins de facilité, et remet parfois en jeu manques, conflits et insécurités datant de leur propre enfance.

L'enfant qui naît vient aussi bouleverser un couple, modifiant un équilibre ancien ; les places de chacun ne seront plus jamais les mêmes. Il transforme les relations entre ses parents, aussi bien au niveau sexuel qu'affectif : cet homme et cette femme sont désormais chacun en face d'un père et d'une mère, ce qui réactive l'image qu'ils ont de leurs parents et du couple que ceux-ci ont formé. Certains hommes ne voient plus en leur femme l'être sexué, mais une projection de leur propre mère, ce qui bouleverse totalement la relation.

Parfois aussi, l'enfant qui arrive « cimente » le couple, qui reste ensemble à cause de lui, et peut alors se reconstruire, se retrouver, ou au contraire se déchirer. Les parents peuvent avoir un enfant hors mariage, et se marier ensuite « par devoir », pour assumer l'enfant. Celui-ci devient alors une charge, une obligation plutôt qu'un projet librement consenti à deux. Dans d'autres cas, l'enfant légitime le couple en lui donnant une assise sociale qu'il n'avait pas auparavant.

Encore une fois, chaque histoire est particulière et l'on ne saurait faire de prévision ou porter de jugement. Rien n'est ni bon ni mauvais en soi, mais il est important de pouvoir évaluer ce que votre arrivée a représenté pour le couple de vos parents. C'est ce qui vous a construit, modelé, et vous a donné une étiquette, une identité, une fonction plus ou moins définitive et plus ou moins consciente : l'enfant « sauveur », « thérapeute », « charge », « obligation », « de l'amour »…

| Et vous ?

Comment pourriez-vous qualifier votre place d'enfant ? Quel « rôle » avez-vous joué vis-à-vis du couple parental ? Comment votre naissance a-t-elle retenti sur leur vie sexuelle, relationnelle, sociale ?

Avec qui l'enfant est-il conçu ?

Dans de nombreux cas, le père biologique peut être inconnu ou absent. Il peut aussi refuser de reconnaître l'enfant, fruit d'une relation secrète ou extraconjugale, et souhaiter rester dans l'ombre.

Mais même si le père est présent pour élever l'enfant, il peut exister une dimension fantasmatique, qui concerne la personne avec qui la mère fait l'enfant « dans sa tête » : il peut ne pas s'agir de son mari, mais d'un amant, d'un homme de sa famille (frère, père ou oncle), voire de sa mère ou de sa sœur. Cette dimension inconsciente est présente chez bon nombre de femmes pour qui la conception d'un enfant avec « leur » homme ne va pas de soi.

Dès qu'elle est née, Catherine a été « donnée » à ses grands-parents par sa mère, qui l'a laissée grandir avec eux en la reprenant par intermittence. Ce ballet étrange a semé la confusion chez Catherine, qui, devenue adulte, ne sait pas, au fond d'elle-même, qui sont ses parents. Il existe chez elle une indétermination quant à sa place et son origine. Préférant nettement ses grands-parents maternels à ses véritables géniteurs, elle s'est inventé un monde où ses parents n'existent plus. Cet écart entre réalité et fantasme génère une grande anxiété, et une absence totale de repères.

Pour se construire, l'enfant a besoin de savoir d'où il vient, c'est-à-dire de sentir comment il a été pensé avant sa naissance par ses deux parents, et dans quel contexte. Si ses parents ignorent pourquoi et comment ils l'ont mis au monde, il risque de ressentir une énorme difficulté à se définir. Retrouver dans quelle « intention » inconsciente il a été conçu sera une clé fondamentale pour accéder à la connaissance de sa véritable identité.

Aucun enfant n'est conçu « par hasard ». Il est le fruit d'un projet parental, conscient ou non. Ce projet peut n'impliquer que le père et la mère réels ; mais il arrive au contraire qu'il mette en scène d'autres personnes ayant un lien fantasmatique avec l'un des parents, créant ainsi des situations complexes et porteuses de confusion.

Une date mémorable

> *« Pour bien des femmes, la date involontairement prévue*
> *pour la naissance sera une date non venue du hasard… »*
> Monique Bydlowski

La date de naissance est un élément clé de l'analyse transgénérationnelle. Elle nous met sur la piste des liens que nous avons avec certaines personnes ou événements de l'arbre généalogique. Répétition d'une date antérieure, de naissance, décès, mariage, divorce ou autre… notre date de naissance nous interpelle sur l'intrusion du passé dans le présent. De qui, de quoi s'agit-il ?

La répétition d'une date déjà inscrite dans l'arbre généalogique peut être en lien avec une situation conflictuelle, traumatisante et inachevée ; elle est la mise en scène de quelque chose d'indicible qui cherche une ultime tentative de dénouement, de mise en mots et de symbolisation. Dans ce cas, il est bon de s'interroger sur ce qu'il y a de commun entre la situation d'origine et celle qui remet en jeu ces éléments du passé : comment y mettre du sens ?

Si votre date de naissance est aussi celle d'une autre personne dans l'arbre généalogique, vous êtes symboliquement en lien avec elle. Vous pouvez être inconsciemment identifié à elle : quelle a été sa vie ? Où sont les similitudes avec ce que vous vivez ? Avez-vous des caractéristiques communes ? Il va être important de mettre en lumière tout ce qui vous rapproche, afin de saisir l'enjeu de cette répétition.

Si vous êtes né(e) le même jour que votre grand-oncle, héros de guerre, mari fidèle et bon père de famille, vous serez sans doute attendu(e) avec une certaine fierté et valorisé(e) à peine venu(e) au monde. Si, en revanche, vous naissez le même jour que votre arrière-grand-tante qui a tout quitté pour devenir la maîtresse d'un escroc et a ruiné toute la famille, votre naissance n'aura pas le même retentissement…

De la même façon, nous allons nous interroger sur l'âge qu'ont nos parents à notre naissance. Est-ce un âge où il s'est passé quelque chose de significatif pour d'autres personnes de l'arbre généalogique ?

À 26 ans, Évelyne perd son frère aîné dans des circonstances dramatiques ; une génération plus tard, Nathalie, la fille d'Évelyne, devient mère à son tour, précisément à l'âge de 26 ans. Ce n'est sans doute pas le fruit du hasard : comment cette répétition éclaire-t-elle, pour Nathalie, la position de son fils Kévin ? Est-il conçu pour remplacer un homme mort trop jeune dans un accident, et pour rendre à Évelyne son « frère bien aimé » ? En quoi consistera sa tâche ? Pourra-t-il un jour s'en défaire, ou devra-t-il aller jusqu'au bout d'un projet qui n'est pas le sien ?

Ce genre de répétition (prénom, dates, etc.) est extrêmement courant dans les arbres généalogiques. Il nous invite à un décodage précis des relations entre chacun des protagonistes, et à un véritable travail en profondeur afin de saisir le sens qu'elles peuvent prendre pour nous aujourd'hui.

L'accouchement

Il est essentiel d'étudier en détail tout ce qui se passe pour la mère et l'enfant au moment de l'accouchement, sur le plan psychique et physique. Qui est présent ? Y a-t-il des complications ? La mère accueille-t-elle le bébé avec tendresse, amour, émerveillement, ou au contraire avec des sentiments plus mitigés, voire une impossibilité de reconnaître l'enfant ? De « C'est le plus beau jour de ma vie » à « J'aurais préféré une fille », « Mais il ne me ressemble pas du tout ! », « Et son père qui n'est même pas là ! », voire « Tout ça pour ça »… toutes les réactions sont possibles.

Les émotions qui accompagnent l'accouchement peuvent être très diverses selon l'histoire de chacun : moment de bonheur et de plénitude, indifférence, rejet. Beaucoup de choses se nouent lors de ce premier contact, et il est utile d'en prendre conscience, sans pour autant culpabiliser la mère quand cela se passe mal. Tout cela s'inscrit dans une continuité : même s'il n'est pas vécu à l'identique, l'accouchement fait ressurgir pour les parents la mémoire de leur propre naissance et la façon dont eux-mêmes ont été accueillis.

L'expression « venir au monde » exprime tout à fait la richesse de ce moment symbolique, son importance capitale et ses implications diverses. Il s'agit de la première rencontre entre nous et le monde extérieur. De cette expérience initiatique, fondatrice, vont naître également un certain nombre de nos croyances sur la vie et la réalité qui nous entoure : « Exister, c'est dangereux, joyeux, sérieux ou sinistre… », « Je suis accueilli(e) avec bonté, sévérité, indifférence », « Excusez-moi de vous déranger », « Faites comme si je n'étais pas là »… Tout cela se rejoue pour nous en permanence comme une empreinte chaque fois que nous commençons quelque chose de nouveau.

Quel est l'état des lieux au moment de la naissance ? Quels sont les événements (mariages, décès, déménagements…) qui coïncident avec elle ? Y a-t-il des changements importants, des bouleversements imprévus, des alliances ? Pensez à la façon dont le système se réorganise, et à tous les liens qui se modifient en même temps. Même si vous n'en avez pas conscience, tout votre arbre généalogique s'est transformé pour vous faire une place.

La société dans laquelle nous naissons constitue le cadre où notre histoire personnelle se développe. Tout ce qui a lieu d'un point de vue collectif crée un terrain particulier dans lequel nous allons nous enraciner. Naître en 1945, en 1968, en 2001 ou à un autre moment clé de l'histoire détermine une certaine vision du monde et influence de toute évidence notre histoire personnelle. Nous ne pouvons échapper au monde qui nous entoure, avec lequel nous sommes en interaction constante du début à la fin de notre existence.

| Et vous ?

Décrivez en quelques mots ce qui s'est passé l'année de votre naissance, les événements marquants, l'air du temps, la mode, les personnages en vue, les mouvements sociaux, etc. : qu'est-ce qui vous paraît important et significatif ? Quelles répercussions cela a-t-il pu avoir sur votre personnalité et votre parcours ?

Votre prénom a des choses à vous dire

Souveraine, Charlemagne… Certains prénoms sont tellement évocateurs qu'ils se passent de commentaires. Qu'ils évoquent la puissance (Victoire), la renaissance (René), la pureté (Blanche, Marie), l'ascension sociale (Reine, Régis), ils nous mettent sur la piste du projet parental. Derrière notre prénom, nous pouvons entendre de quelle manière nous sommes investis. Pour faire quoi ? Pour être qui ?

Un choix décisif

Donner un prénom à son fils ou sa fille est loin d'être un acte gratuit ; ce choix, conscient ou pas, est le croisement de toutes sortes de projections et d'affects, de désirs inassouvis, d'aspirations inavouées, ou au contraire de préférences clairement affichées, qui visent à exprimer haut et fort un message à certaines personnes de la famille, ou à la société tout entière ou encore à dévoiler une part très intime de soi.

S'il est unilatéral, ce choix peut exprimer la volonté d'un parent de s'approprier le destin de l'enfant sans laisser la place au conjoint, lui permettant ainsi de régler des comptes, prendre une revanche vis-à-vis de l'autre ou lui montrer qu'il est insignifiant. Certains parents peuvent aller jusqu'à inclure l'enfant dans leur univers amoureux, en lui donnant par exemple le prénom d'un ancien flirt… ce qui brouille singulièrement les pistes pour celui qui se trouve investi dès le début par cette intrusion encombrante.

Parfois, c'est quelqu'un d'autre de la famille qui choisit en lieu et place des parents ; cela en dit long sur la difficulté de ceux-ci à habiter ce rôle et à se défaire de leurs loyautés : à qui se sentent-ils obligés de faire plaisir ? Pour quelles raisons ? Peut-être est-ce une façon de créer une alliance, une complicité avec celui ou celle (père, mère, frère, sœur, ami(e), etc.) qui choisit.

Brigitte est la cadette d'une fratrie de 6 filles et garçons, tous porteurs de prénoms italiens, nationalité de ses deux parents. Elle est seule à porter un prénom typiquement français. Symbole de la « Française modèle », elle incarne le rêve de la famille : s'intégrer socialement et se fondre dans le pays d'accueil en gommant les origines étrangères devenues encombrantes.

Ce prénom dénote cet espoir d'intégration dans la société française ; d'autre part, il est une référence explicite à Brigitte Bardot, idole du père. On peut imaginer que ce prénom est difficile à porter pour cette jeune femme. En effet : on attend d'elle, quel que soit son physique, qu'elle incarne un idéal féminin, doublé d'une image de femme moderne et libérée sexuellement. D'autre part, le mouvement vers l'autonomie et l'indépendance contenus dans le choix du prénom sont en contradiction totale avec l'image dévalorisante de la féminité que véhicule cette famille, où les femmes sont considérées comme des bonnes à tout faire soumises à l'homme.

Ainsi, Brigitte se trouve prise entre deux injonctions contradictoires : d'un côté, celle d'une vie meilleure induite par le choix de son prénom (liberté sexuelle, changement de statut social), et de l'autre, la fidélité à son milieu d'origine où la femme doit se maintenir à la place de subalterne. Comment peut-elle s'y retrouver, si elle ne commence pas par mettre à jour cette contradiction paralysante ?

Ainsi, il peut arriver que votre prénom vous place dans une situation ambivalente. Quoi que vous fassiez, il vous sera difficile de mener à bien les aspirations dont vous êtes porteur, et cela peut vous plonger dans une confusion certaine.

Une portée symbolique

Quelle est la signification « symbolique » de votre prénom ? Elle peut vous mettre sur la piste de problématiques transgénérationnelles que vous ignorez : ainsi, Marie, qui évoque la pureté et la virginité, a pu souvent renvoyer à un secret de famille, comme un enfant conçu hors mariage. Lui assigner ce prénom « sans faute » peut servir à blanchir l'enfant, à le mettre hors d'atteinte du jugement d'autrui et de l'opprobre familial ou social.

De la même façon, les prénoms mixtes (Claude, Dominique, etc.) peuvent constituer le signe d'une ambivalence des parents quant au sexe de l'enfant : que souhaitaient-ils vraiment ? Cela peut être une façon de ne pas honorer l'enfant dans son identité sexuée.

Un prénom étranger peut chercher à renouer avec des racines connues, qu'on a envie de mettre en avant ; mais il est parfois aussi en lien avec un « ailleurs » inaccessible ou perdu, voire avec un amour de jeunesse disparu à l'étranger sans laisser de trace…

Si votre prénom est celui d'une autre personne de l'arbre généalogique, qui est cette personne ? Quel lien a-t-elle avec celui qui a choisi le prénom ? Comment a-t-elle vécu sa vie ? Où est le lien avec vous ? Que vous le vouliez ou non, vous êtes lié au destin de cet ancêtre ; aussi vous sera-t-il certainement fort utile de vous renseigner sur les grandes lignes de ce qu'il ou elle a vécu, ainsi que sur son importance pour les autres membres de la famille. On attend peut-être alors de vous que vous soyez à la hauteur de cette personne que vous êtes chargé de faire revenir parmi les vivants… Ce qui mettrait en valeur vos parents, à n'en pas douter.

Il arrive également que l'on porte le prénom d'un premier enfant décédé. On devient dans ce cas un « enfant de remplacement ». Inconsciemment, les parents peuvent souhaiter que le nouveau-né ramène symboliquement à la vie celui qui l'a précédé, comme s'il était une seconde chance. Si l'identité de l'enfant est liée à un disparu, cela risque de restreindre sa liberté, sa capacité à se déterminer en fonction de son destin propre.

Devant un tel poids, certains ne trouvent comme issue que d'être et d'agir à l'opposé de ce que l'on attend d'eux. Mais ce choix n'en est pas moins enfermant, puisqu'il oblige à se positionner systématiquement en référence à quelqu'un d'autre au lieu de vivre de façon autodéterminée, autonome et créative.

Donner à son enfant le prénom de son père ou de sa mère questionne les liens que l'on entretient avec ses parents, soit qu'on n'ait pas envie de les quitter, soit qu'on cherche à transformer une relation

71

en renversant les rôles. Il s'agit donc de continuer à idéaliser le parent en question ; pour lui faire plaisir ou rappeler sa mémoire, on instaure avec lui symboliquement un nouveau lien.

Enfin, le diminutif peut être l'occasion de minimiser ou dévaloriser l'enfant en le réduisant à l'état de « chose asexuée », sans grande importance. C'est parfois extrêmement violent pour l'enfant, qui ne se sent jamais réellement nommé comme une personne à part entière : « Riri » « Soso », « Mimi », « Juju »… comment peut-on être pris au sérieux lorsqu'on est affublé d'un pareil sobriquet ?

Et vous

Savez-vous pourquoi vous portez votre prénom ? Quelle est son origine, sa date de fête, sa signification symbolique ? Que vous évoque-t-il à propos du projet parental ? Qui l'a choisi ? Pourquoi ? Qu'en pensez-vous ?

Comment le portez-vous ? L'aimez-vous ? Sinon, pourquoi, et quel autre prénom auriez-vous aimé porter ?

Votre prénom est-il déjà présent dans l'arbre généalogique ? Si c'est le cas, connaissez-vous la personne en question ? Pourquoi vous a-t-on donné un prénom identique au sien ?

Vous a-t-on appelé par votre prénom ? De quelle manière, sur quel ton ? Vous êtes-vous senti valorisé ou diminué ? Avez-vous changé de prénom ?

Rose pour les filles, bleu pour les garçons

Naître fille ou garçon nous place d'emblée à une position particulière, et pas toujours de tout repos. Le regard de la famille sur le fait d'être une femme ou un homme, la façon dont chacun l'a vécu,

72

dans son corps, dans sa vie amoureuse, dans ses rapports avec la société, la possibilité pour nous de nous identifier au parent de même sexe : tout cela constitue une somme d'enjeux complexes d'une importance majeure quant à la constitution de notre identité sexuée et à la relation que nous entretenons avec elle.

Qu'elle soit aisée ou conflictuelle, cette relation préside à toutes les autres, et notamment à celle que nous entretenons avec le sexe opposé. Comment nous sentions-nous, en tant qu'enfant, dans cette place d'homme ou de femme en devenir ? Quels sentiments, quelles sensations, quelles images cela nous évoque-t-il ? Comment tout cela a-t-il commencé pour nous ? L'enfant que nous étions était-il attendu comme fille ou garçon ? Pour quelles raisons ?

Tout allait bien pour Samantha, plus couramment appelée Sam, jusqu'au moment de la puberté. Son père passait beaucoup de temps avec elle, lors d'activités sportives où il l'entraînait à développer sa force et son adresse, comme s'il s'agissait d'un garçon. Elle était la mascotte de ses frères qui la traitaient comme un des leurs. Puis vint l'adolescence, avec son cortège de changements. Cette étape de sa vie fut pour elle l'une des plus sombres de son histoire : elle se sentit brusquement rejetée par son père et ses frères, qui ne voyaient plus en elle qu'une étrangère. Les jeux et les activités avec eux s'interrompirent, et Samantha entra de plain-pied dans la vie en maudissant son corps qui se transformait, et qui lui faisait honte. Elle le savait, elle était passée du mauvais côté, celui de sa mère, pour qui la féminité ne signifiait rien d'autre que des ennuis en tous genres. Elle n'intéressait plus personne...

Pour que le petit garçon ou la petite fille puisse se représenter futur homme ou future femme, il ou elle a besoin avant tout que la parole de ses parents l'accueille dans son identité sexuée en la mentionnant et en l'honorant. Faute de quoi l'accès à l'identité sexuelle pourra rester virtuel, et ne jamais réellement s'incarner au niveau du corps, quitte à ce que ce vide soit la seule chose possible à transmettre à ses propres enfants.

Mes bien chers frères, mes bien chères sœurs...

La fratrie est le lieu d'apprentissage de la rencontre avec ceux de la même génération que nous et de tous les ajustements et découvertes qui l'accompagnent. Nous y faisons l'expérience, parfois douloureuse, du partage et du renoncement à garder nos parents pour nous seuls, de la rivalité, de la complicité, du jeu et de l'alliance. Du sentiment d'amour idéalisé à la haine la plus féroce, la fratrie génère des émotions fortes dues aux situations complexes qui se transmettent volontiers d'une génération à l'autre, en relation avec la question de la place : notre rang nous positionne d'emblée en lien avec ceux qui ont occupé le même rang que nous aux générations précédentes.

Imaginons une femme née en deuxième position d'une fratrie de trois filles, qui elle-même donne naissance à trois filles. Elle aura certainement tendance à projeter sur sa deuxième fille ce qu'elle-même a vécu, et pourra par exemple la considérer inconsciemment comme sa préférée si elle-même l'a été. De la même façon, une femme qui a été l'aînée de ses sœurs peut développer envers sa deuxième fille une certaine jalousie, due au fait d'avoir été spoliée de l'amour maternel au profit de sa sœur. S'il reste inconscient, ce sentiment issu de la petite enfance peut devenir une véritable haine.

Ainsi, bien souvent, nous ne sommes pas considérés selon ce que nous sommes, mais en fonction de ce que la place que nous occupons fait résonner chez nos parents. À travers nous, c'est tout l'arbre généalogique qui peut vouloir régler ses comptes ou perpétuer ses conflits : nous sommes le troisième fils, donc le plus courageux comme notre oncle Paul ; ou bien, comme notre grand-oncle, nous serons toujours un feignant, etc.

Nos propres talents, ressources et caractéristiques passent dans ce cas tout à fait inaperçus, et nous risquons même de les oublier, tout occupés que nous sommes à donner raison à notre famille. Il n'est pas rare que nous devenions ce que les autres projettent sur nous ; ayant appris dès l'enfance à développer certaines qualités valorisées au détriment des autres, nous finissons tout simplement par nous identifier complètement à ces projections que personne n'a jamais réfutées : nous pourrons ainsi toute notre vie nous sentir stupides, lents, ignorants, laids, égoïstes… parce que quelqu'un nous a un jour catalogués en fonction de notre place.

La fratrie est aussi pour nous l'occasion de prendre contact avec notre identité de fille ou garçon, ainsi que ce que cela implique dans notre famille : dans certaines d'entre elles, on n'aime que les garçons, ils sont les seuls à avoir droit à l'amour maternel, à la fierté du père, à l'investissement des parents.

> Évelyne est née 7 ans après son frère aîné, auquel leur mère voue un amour sans limite, délaissant depuis toujours sa fille qu'elle n'a jamais pu aimer de la même façon, justement parce qu'elle est une fille. Des années plus tard, Évelyne se débat encore avec ce profond sentiment d'injustice, jamais

exprimé à sa mère, et remet en scène dans les couples qu'elle forme cette rivalité initiale, en espérant cette fois-ci faire pencher le destin en sa faveur. Ainsi, elle s'est remariée récemment avec un homme, père de trois fils auxquels elle voue une haine extrêmement puissante ; elle souhaite inconsciemment que son nouveau mari abandonne ses fils à son profit, comme si c'était l'unique moyen d'obtenir réparation. Or, cette demande est illusoire, et ne pourra jamais être totalement comblée : ce n'est qu'en acceptant la situation frustrante d'origine qu'Évelyne aura les moyens de l'intégrer et de la dépasser.

Nombreux sont les cas où les enfants sont chargés de résoudre des problématiques restées en suspens dans les fratries de leurs parents et grands-parents. Les inextricables querelles fratricides de la mythologie sont à peine plus violentes que les véritables histoires entre frères et sœurs d'une même famille.

C'est aussi très souvent dans la fratrie que nous faisons l'expérience des premiers attachements passionnés ainsi que de la complicité entre frères et sœurs, source d'une grande solidarité, voire parfois d'un amour intense et idéalisé que l'on pourra rechercher toute sa vie chez ses partenaires.

La plupart du temps, il existe des affinités particulières entre parents et enfants : on ne peut aimer tous ses enfants de la même façon et avec la même intensité, même si c'est un fantasme largement répandu. Cependant, il existe des situations profondément déséquilibrées, où l'un des enfants reçoit tout l'amour du ou des parents, et où les autres sont délaissés, ce qui engendre de profonds sentiments d'injustice d'un côté comme de l'autre. En effet, si la place du mal-aimé est difficile, celle de préféré n'est pas plus enviable : l'enfant y est aux prises avec des sentiments très inconfortables, allant de la culpabilité (« J'ai tout pris aux autres, il faut que je paye ») au narcissisme (« Tout m'est dû, et il faut que ça continue ! »). Il lui est impossible de se construire en toute liberté à cause d'une fausse représentation du monde qu'on lui a transmise : « Je dois à tout prix être mieux que les autres pour justifier la place que m'ont donnée mes parents. »

Martine, brillante avocate, anime des conférences de plus en plus nombreuses. Pourtant, malgré son succès, elle se sent mal à l'aise. Tout en ayant envie de développer cette activité, elle s'interdit d'aller plus loin, comme par peur de « prendre trop de place ». La même inquiétude existe dans son couple : son mari et elle travaillent dans le même cabinet d'avocats, et elle a clairement peur de lui faire de l'ombre.

Martine est l'aînée de deux filles. Sa mère, également l'aînée d'une fratrie de trois filles, a toujours été la préférée de ses parents. De son côté, le père de Martine, Georges, a un frère qu'il a longtemps vénéré comme une figure paternelle.

En mettant ces éléments à jour, Martine commence à comprendre à quel point elle se trouve coincée dans le revécu de ses deux parents vis-à-vis de leurs fratries respectives. Du côté de sa mère, elle ressent la culpabilité de l'aînée qui prend toute la place, comme si elle volait quelque chose aux autres. Elle prend conscience qu'elle reproduit simplement la culpabilité de sa mère : elle se « fait toute petite » pour compenser cette injustice dont elle n'est pas responsable.

Du côté de son père, il existe le même rapport de rivalité, mais vécu de façon différente : Georges a tellement vénéré son frère qu'il s'est maintenu toute sa vie dans des situations d'infériorité, pour que ce frère tant aimé puisse garder sa place de « père idéal ». Sur un plan inconscient et symbolique,

77

et pour lui faire plaisir, Martine est pour son père le double de son oncle. Comment pourrait-elle alors accéder à sa dimension féminine ? Lâcher les identifications à d'autres personnages de l'arbre ainsi que le fantasme de réparer des situations vécues comme injustes par les uns et les autres, voilà le travail qui l'attend si elle veut réussir à prendre la place qui lui revient.

Dès la conception, notre place s'enracine à la fois dans des éléments très concrets (situation socioculturelle et économique des parents, identité sexuelle, nom, prénom, date de naissance et rang dans la fratrie) et dans un réseau de relations affectives, dont certaines auront sur nous un impact déterminant. Ainsi, nous pouvons d'ores et déjà voir se profiler, chez ce bébé à peine conçu, l'enfant et l'adulte qu'il est censé devenir, porteur des rêves et aspirations familiales non réalisées. La naissance même de l'enfant met en mouvement l'arbre généalogique, révèle des conflits sous-jacents, des alliances inconnues, des sentiments ambivalents, et suscite de profonds changements au sein du couple parental et de la fratrie. Car devenir parent est une expérience initiatique, d'une puissance inégalée.

Ma place dans le triangle père/mère/enfant

Il n'est plus nécessaire d'insister sur l'importance de ce concept, décrit en détail par de nombreux ouvrages. Point central de la théorie freudienne, les mécanismes inconscients autour du complexe d'Œdipe sont aujourd'hui compréhensibles pour ceux qui s'y intéressent. Ce qu'on a moins l'habitude d'entendre ou de lire, en revanche, c'est à quel point ce concept de la triangulation père/mère/enfant est crucial dans la transmission générationnelle : jeux de miroirs et répétitions de situations œdipiennes non résolues sont légion, et déterminent des dysfonctionnements majeurs quant à la place de chacun. Étudier en détail ce qui se passe à chaque endroit du triangle est utile afin de comprendre en quoi et comment père et mère sont inéluctablement ramenés à leur propre place en tant qu'enfant dans la génération précédente.

Fonction paternelle et maternelle

Aujourd'hui, une multitude d'ouvrages dissèquent les sujets suivants : à quoi servent les parents ? Leurs rôles sont-ils interchangeables ? La parentalité est-elle innée ? En quoi est-on un « bon » ou un « mauvais » parent, et avec quelles conséquences ? La perspective transgénérationnelle est aujourd'hui à même de replacer tous ces questionnements dans une globalité et une continuité qui leur donne un sens nouveau ; elle offre une précision inégalée dans l'analyse des rapports complexes entre les humains de la même famille.

Ce qu'on appelle la fonction parentale est tout d'abord rendu possible parce que l'enfant arrive dans notre vie d'adulte : ainsi, un jour, nous devenons parents, alors que jusque-là nous étions les enfants de nos parents. Ce principe de succession des générations, irréversible par excellence, est ce qui fonde la généalogie.

Cela peut nous sembler évident ; pourtant, beaucoup de choses se nouent à ce moment de basculement d'une place à l'autre :

- Nous changeons de statut et accédons à une fonction qui était réservée à nos parents, reprenant ainsi à notre compte bon nombre de leurs représentations inconscientes et de leurs problématiques inachevées.

- Cette fonction nous impose un investissement, des obligations, et le respect d'un certain nombre d'actes garantissant la protection (physique et psychique) ; nous sommes chargés de l'éducation, au sens large, de l'être que nous avons mis au monde, afin de lui donner ainsi accès à lui-même de la manière la plus appropriée. Certains sont capables d'endosser la responsabilité d'un autre être humain, de l'accueillir avec amour, tendresse, générosité, indulgence, et de le soutenir de façon inconditionnelle ; d'autres peuvent demeurer très en deçà des compétences que la fonction parentale exige.

- Avoir un enfant, signifie aussi représenter un modèle à ses yeux. D'après Didier Dumas, c'est en s'identifiant à la façon dont nous existons que l'enfant va pouvoir se construire (ou pas !) : « Si les parents sont vivants, heureux, et le traitent comme une personne à part entière, l'enfant se construit naturellement sans poser problème[1]. »

Du parent totalement inapte ou maltraitant au parent « suffisamment bon, mais pas trop », tous les cas sont possibles. Et s'il est impossible de prévoir comment chacun assumera cette fonction, on peut néanmoins poser avec certitude que ce sera en lien avec sa propre enfance et la façon dont celle-ci a été vécue et acceptée.

Francis éprouve vis-à-vis de son père un ressentiment profond : il lui reproche son manque d'autorité et le fait qu'il ne lui ait pas servi de « guide ». Jamais il ne l'a poussé à faire tel ou tel type d'études. Aujourd'hui, Francis a beaucoup de mal à se déterminer par lui-même et à choisir le métier qui lui convient. Or, ce père trop « laxiste » a été lui-même sous la coupe d'un père extrêmement directif, qui lui a imposé une carrière et ne l'a jamais laissé libre de devenir l'artiste qu'il aurait voulu être.

---

1. Dumas Didier, *Et si nous n'avions toujours rien compris à la sexualité ?* Albin Michel, 2004.

Il n'est pas rare de voir le parent qui a souffert d'un excès ou d'un manque se couper volontairement de tout ce qu'il a subi en adoptant vis-à-vis de son enfant le comportement radicalement opposé ; or, finalement, ceci ne fait que reproduire la blessure ou le manque de père ou de mère, de génération en génération. C'est la mère rejetée par sa mère qui va étouffer ses enfants sous le poids d'un amour envahissant, en ne les laissant pas mettre un pied dehors ; c'est le père démissionnaire qui laissera son fils faire la loi parce qu'il ne s'est pas remis d'un père tyrannique. À l'inverse, certains vont reproduire ce qu'ils ont vécu : l'enfant abusé devient père abusif, la mère rejetée rejette ses enfants, le père abandonné se montre incapable de prendre sa place de père…

La fonction maternelle

> « Il n'y a pas de fonction maternelle. Il n'y a que
> des relations entre une mère et un enfant. »
> F. Vigouroux[1]

Le premier contact du bébé avec la mère s'inscrit au plus profond de ses cellules et y restera toute sa vie. De ce qui s'est vécu à ce moment-là entre eux, de cette première rencontre riche en sensations, l'enfant retiendra toute la douceur, la tendresse, ou au contraire l'indifférence, la violence, l'ambivalence… Cette première empreinte laisse présager de la relation que l'enfant aura plus tard à son propre corps, répétant ainsi ce qu'on lui a donné à ressentir, la façon dont on l'a porté, caressé, massé, embrassé, respecté… ou pas.

---

1. Vigouroux François, *L'empire des mères*, PUF, 1998.

De son côté, lorsqu'elle met au monde un enfant, la mère retrouve toute une gamme de sentiments et de sensations enfouis au plus profond d'elle-même depuis sa propre enfance. Renvoyée à une situation de dépendance et de grande fragilité, elle peut parfois se trouver aux prises avec une certaine ambivalence, ou avec des blessures anciennes provoquant des peurs, des angoisses et des colères vis-à-vis de l'enfant qui vient de naître. Cherche-t-elle à faire « mieux que sa mère », ou se sent-elle « incapable de faire aussi bien » ? Le bébé peut se retrouver d'emblée l'enjeu d'une comparaison et d'une rivalité ; il devient ainsi l'objet que la mère utilise pour régler ses comptes avec la sienne, ou réparer l'enfant blessé qu'elle fut à une époque.

Un tel comportement n'est pas forcément pathologique ; il le devient lorsque l'enfant est entièrement convié à cette place de « soignant » et n'a plus droit à la sienne. Il est alors celui ou celle qui va être utilisé(e) par la mère pour la guérir de tous ses manques, quitte à y vouer dans certains cas sa vie entière.

« Lorsque le parent a manqué, qu'il a l'expérience intime d'avoir été non aimé, abandonné, et qu'il est dans une telle attente par rapport à son enfant, lorsqu'il attend que l'enfant soit une mère pour lui, il vivra l'individuation et l'autonomisation de l'enfant comme une nouvelle expérience d'abandon. L'enfant sera alors d'autant plus désinvesti qu'il devient autonome. Le processus d'individuation et d'autonomisation sera perçu comme réactivant le vécu d'abandon.[1] » (A. Ciccone.)

---

1. Ciccone Albert, *Transmission psychique inconsciente*, Dunod, 1999.

Pour que l'enfant puisse se séparer de sa mère et devenir autonome, il est nécessaire que :

- la mère ait pu s'éloigner suffisamment de la sienne pour vivre sa vie de femme, et ne cherche plus la réparation de ses propres manques à travers lui ;

- elle accepte d'être une mère imparfaite, « assez bonne » selon la formule du célèbre psychanalyste Winnicott[1], ce qui permet le processus de séparation entre mère et enfant ;

- elle puisse mettre l'enfant ailleurs qu'au centre de son monde et ne pas en faire l'unique objet de son amour. En effet, l'enfant a besoin de sentir que sa mère, même si elle lui consacre beaucoup de temps, a d'autres centres d'intérêts, d'autres personnes qui lui donnent autant de plaisir.

La fonction paternelle

« La fonction paternelle est l'ensemble des lois d'une société donnée qui régissent les relations parents/enfants… Il faut concevoir la fonction paternelle comme le principe de différenciation, qui reconnaît l'enfant comme sujet, et le soutient dans son développement. »

D. Puskas[2]

« Le père est une instance qui, chez l'être humain, détermine la droiture, la conscience et l'honneur. À ce niveau, c'est une fonction qui se constitue dans la succession des générations, avec ce qu'ont été tous les pères de ses lignées. »

D. Dumas[3]

---

1. Winnicot Donald, *La mère et son enfant*, Payot, 2006.
2. Puskas Daniel, *Amours clouées*, Sciences et culture, 2003.
3. Dumas Didier, *op. cit.*

La fonction maternelle sert à tisser avec l'enfant des liens physiques, émotionnels et corporels ; la fonction paternelle crée des liens tout aussi vitaux, mais dans un registre très différent. En donnant son nom à l'enfant, le père l'inscrit dans la succession des générations et dans la réalité de son histoire familiale, avec tout le bagage psychique et culturel que cela représente. Comme le dit Didier Dumas : « Il l'accueille, en vérité, dans son appareil psychique, pour qu'il y enracine le sien. Il lui offre un lieu à partir duquel il établira ses règles de vie, sa morale, ses idéaux et sa solidité psychique[1]. » Ainsi, le père permet à l'enfant de devenir un être humain en accord avec son essence, et lui donne les moyens de se projeter dans l'avenir en se construisant dans le présent grâce à des repères liés à la loi et au langage.

Le tout premier repère pour l'enfant est lié au rôle du père lors de sa conception. Ce qui semble évident pour un adulte ne l'est pas quand on est tout petit, à moins d'être explicitement nommé : l'enfant a besoin de savoir qu'il est le fruit des testicules de son père. C'est le début du processus de différenciation : en posant ainsi les limites de la fusion avec la mère, en introduisant un tiers dans l'histoire de ses origines, le père permet à l'enfant de sortir du « même », de se séparer de la mère pour aller vers le monde extérieur.

D'autre part, la fonction du père est d'incarner la loi, de poser l'interdit de l'inceste et de transmettre à ses enfants les codes nécessaires pour vivre en société. Pour ce faire, il s'appuie sur le modèle des pères de sa lignée, et sur son expérience en tant que fils. Avoir eu un père absent, flou, incapable de s'affirmer ou au contraire

---

1. Canault Nina, *Comment paye-t-on les fautes des ses ancêtres ?* Desclée de Brouwer, 1998.

exerçant une autorité excessive génère souvent une énorme difficulté pour un fils à assumer la fonction paternelle en s'y engageant pleinement : trop strict, ou laxiste, il aura du mal à sentir comment prendre sa place de père de façon juste, et ne pourra que répéter un modèle inadéquat ou en prendre le contre-pied de façon tout aussi inappropriée.

De même, un père qui reste exclusivement le « fils de sa mère », extension d'une omniprésente et toute-puissante figure maternelle, ne peut réellement accueillir son fils avec un vrai désir de transmettre ; il risque de ressentir vis-à-vis de celui-ci des sentiments ambigus, voire de la jalousie et de le percevoir comme un rival. Quant à sa fille, il la destinera à être la réplique de sa propre mère, tout à lui dévouée.

Le rôle du père s'est considérablement transformé ces dernières décennies : autrefois seul garant de la sécurité financière, patriarche autour duquel tout s'organisait, il est devenu aujourd'hui plus accessible, plus présent, et participe à la vie familiale d'une tout autre manière. Mais la nécessité d'apporter à l'enfant un regard chargé de sens sur le monde autour de lui, et de lui enseigner comment y prendre sa place en devenant un être humain cohérent et construit reste tout aussi fondamentale. Il s'agit de lui apprendre à s'adapter à un nouveau type de société, plus complexe, où les rapports entre hommes et femmes ont changé, et où les anciens modèles paternels ne fonctionnent plus. Chaque père doit désormais créer une nouvelle manière d'incarner la fonction paternelle, tout en jonglant avec les problématiques des pères restées en suspens dans sa propre famille, et dont il hérite naturellement : « Ainsi nous avons de nombreux pères qui guident notre vie, et aussi la colonisent. Des différences et des conflits entre eux naissent les bavures qui font notre histoire. » F. Vigouroux[1].

La triangulation dans l'arbre généalogique

> « *Qui dit généalogie, dit double histoire d'un sujet, à travers ses deux lignes paternelle et maternelle. La généalogie comporte à chaque génération, des places assignées ou interdites : on n'est pas à la fois le fils et le père, la fille et la mère. Cela veut dire qu'on n'est pas à la fois fils et père, fille et mère de la même personne.* »
>
> A. Papageorgiou-Legendre[2]

Après avoir passé en revue chacune des fonctions parentales, leur rôle et leur impact au niveau de la transmission, examinons maintenant le triangle père/mère/enfant. En effet, ce triangle est une notion clé qui permet de comprendre en profondeur ce qui s'est joué d'une génération à l'autre sur le plan des identifications, des alliances et des loyautés.

Imaginons l'arbre généalogique sous la forme d'une pyramide inversée de triangulations : il est aisé de remarquer qu'à chaque fois, nous nous retrouvons dans le même cas de figure. Un père, une mère (au moins au niveau biologique) et un (ou plusieurs) enfants. À chaque fois, nous pouvons nous poser les questions suivantes : comment l'enfant qu'ont été nos pères, mères, grands-pères, grand-mères, etc., a-t-il vécu ses relations à ses parents, en intégrant la

---

1. Vigouroux François, *L'empire des mères*, PUF, 1998.
2. Papageorgiou-Legendre Alexandra, *Filiation*, Fayard, 1990.

place respective de chacun ? A-t-il réussi à se sentir fille ou fils du couple dont il est issu ? Comment s'est-il identifié au parent du même sexe que lui pour se construire ? De même, comment a-t-il résolu le passage de l'Œdipe ? A-t-il intégré la séparation d'avec ses parents pour devenir adulte ?

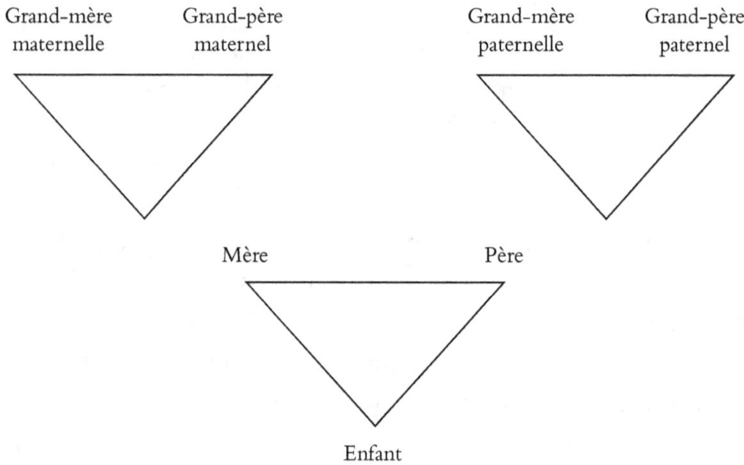

Même à notre époque de vulgarisation des théories psychanalytiques, le complexe d'Œdipe n'est pas forcément résolu pour tout le monde, loin s'en faut. Nos arbres généalogiques regorgent de filles toujours amoureuses de leur père et de fils qui ne parviennent pas à quitter leur mère… Or, ce qui se passe à ce niveau va être transmis à la génération suivante et engendrer d'étranges phénomènes, liés à cette absence d'autonomie et à ce que l'on peut appeler la confusion des places généalogiques.

En effet, chaque fois que quelqu'un se trouve « coincé » dans une relation œdipienne non résolue, il se passe la chose suivante : la personne en question ne peut opérer la séparation nécessaire d'avec son père ou sa mère, et reste fixée à lui dans ses affects. Elle pourra rencontrer éventuellement un ou des partenaires, et même faire des enfants, mais la séparation n'ayant jamais eu lieu, la véritable rencontre avec l'autre à sa place de femme ou d'homme ne sera pas possible. Si c'est une femme, elle restera fixée à son père, et ne pourra pas nommer son homme à elle comme père de ses enfants ; si c'est un homme, le problème se posera pour lui entre sa mère et sa femme :

« Moins la mère est possédée par son propre père et mieux elle aidera son enfant à découvrir le sien.[1] *»* (F. Vigouroux.)

Dans l'exemple de Catherine « donnée » dès sa naissance à ses grands-parents, nous découvrons qu'Évelyne, la mère de Catherine, adorait son père. Catherine a donc été conçue comme l'enfant d'Évelyne avec son propre père, à qui elle fait « cadeau » de la petite fille à sa naissance, mettant en scène une version très classique d'un complexe d'Œdipe non résolu.

Catherine a eu la chance d'être bien traitée par des grands-parents aimants et de pouvoir grandir dans un univers assez protégé. Mais, comme tout enfant, elle avait besoin de repères, et les tout premiers viennent de la façon dont chacun des parents assume ou non sa place. Ici, schématiquement, le grand-père supplante le père (qui n'a pas su ou pas pu s'y opposer) en développant avec sa petite-fille une relation exclusive et fusionnelle. La mère n'assume pas sa place de mère, et symboliquement, se retrouve en

---

1. Vigouroux François, *op. cit.*

place de « sœur » de sa fille, tout en étant, dans sa fixation œdipienne, la « femme » du grand-père. Comment un enfant peut-il se construire dans un tel imbroglio ?

Analyser les relations au sein des triangulations sur quatre générations successives nous aide à repérer les enjeux non résolus des uns et des autres, les alliances fusionnelles, la confusion des places et le manque de séparation. Père idéalisé, auquel la fille voue une admiration sans limite, mère confidente ou « copine » qu'on appelle à chaque moment de déprime, fille qu'on prend comme la sœur qu'on aurait rêvé d'avoir, avec laquelle on « partage tout », père et fils ligués contre « les femmes »… tous ces liens en apparence normaux entre parents et enfants témoignent très souvent d'un changement de place qui brouille les repères et empêche de se construire en toute sécurité.

L'enfant parent de ses parents

Parfois, la place d'enfant est rendue « impraticable » ; en effet, certains enfants sont vus, dès la naissance, comme celui qui va réparer ce que le parent n'a pas eu, ou ce qu'il a perdu (séparation, divorce, perte d'un parent, chômage, maladie…) qu'il ne peut assumer et qui le rend incapable de jouer son rôle. L'enfant va donc exercer une fonction qui n'est pas censée être la sienne, et, dans un phénomène d'inversion qui lui paraît naturel, devient celui qui donne au lieu d'être celui dont on s'occupe. Ainsi, il pourra devenir le « responsable » de sa fratrie en cas d'absence ou de maladie des parents, ou le substitut du conjoint brusquement décédé. Abandonnant ses besoins spécifiques d'enfant, et donc sa place dans la triangulation, il comble les manques, colmate les brèches affectives, et sert de parent à son père, sa mère ou ses frères et sœurs.

Obligé de tout prendre en charge comme un chef de famille, l'enfant peut finir par s'identifier complètement à cette fonction, qu'il se refusera à abandonner une fois adulte, car elle le définit depuis toujours. Il se voit comme le pilier central grâce auquel la famille tient debout, celui sans qui tout s'écroule. Il n'a pas le droit de penser à lui ; d'ailleurs, il ne sait même plus ce dont il a envie ou besoin. À force d'être là uniquement pour les autres, il n'est plus là pour lui-même.

Celui qui a été utilisé très tôt pour ses compétences a été aussi dépossédé de son enfance, de son insouciance, et a pu ressentir une solitude extrême. La rancœur, le ressentiment et un profond sentiment d'injustice tout à fait légitimes vont de pair avec un tel déséquilibre, et engendrent l'oubli de soi, de sa fragilité, de sa vulnérabilité, de ce à quoi on a droit. Comment demander quand le besoin de tendresse et de réconfort n'existe plus que dans l'inconscient, quand personne autour de soi ne peut rien entendre, ni rien donner ?

Notre place dans la famille s'enracine avant tout dans ce que nous vivons au sein du triangle père/mère/enfant. Notre sentiment d'identité y prend naissance à travers un faisceau relationnel qui nous lie à nos parents non seulement en tant que pères et mères, mais aussi à la place d'enfant qu'ils ont occupée dans les triangulations précédentes. Ce qui s'y joue est fondamental pour la compréhension de nos mécanismes inconscients, tant au niveau relationnel qu'en ce qui concerne la place que nous nous donnons, ou que nous ne prenons pas. C'est véritablement le socle de nos fondations, qui nous relie à tout notre arbre généalogique : chacun, à un moment, a été un des protagonistes de ce triangle, dans la clarté ou la confusion, dans l'amour ou dans la haine, dans la dépendance ou l'apprentissage de l'autonomie.

À la recherche de l'identité sexuelle

L'exploration de notre arbre généalogique nous éclaire sur la manière dont nous sont transmises les images du masculin et du féminin et sur les rôles spécifiques attribués à chacun en fonction de son sexe dans notre histoire. La façon dont chacun de nos ancêtres a noué une relation entre les principes masculins et féminins, que ce soit sur le plan intérieur ou dans sa vie de couple, nous renseigne ainsi sur l'historique de la relation, et en particulier sur celle de la triangulation œdipienne depuis quatre générations.

Quelles femmes ont été nos mères, nos grand-mères, nos tantes, etc. ? De ce rapport intime tissé par chacune avec sa féminité, faite de représentations psychiques inconscientes, de moments initiatiques, de regrets, de révoltes et de colères, nous avons hérité au plus profond de nos cellules. Ces femmes ont-elles réussi à faire le lien entre le maternel et le féminin érotique ? Que nous ont-elles appris, transmis, interdit à propos du corps et de la séduction ? Comment vivent-elles leur part masculine ?

De la même façon, comment nos pères, grands-pères, frères et oncles ont-ils vécu leur vie d'homme, leur désir, le couple, la rencontre avec leur part féminine ? Qu'ont-ils transmis à leurs enfants de leur expérience du masculin ? En quoi consiste-t-elle pour eux ?

Masculin et féminin : ensemble… pour le pire et le meilleur

Chaque être humain est constitué de cette double polarité masculin/féminin ; la manière dont se tisse, sur le plan intérieur, la relation entre les deux, est à la fois tributaire de notre environnement socioculturel et familial (notamment des différents personnages de l'arbre généalogique dont nous héritons), mais aussi de notre propre structure psychique interne, faite de composantes personnelles que nous découvrons au fur et à mesure que notre vie avance et que nous cessons de nous identifier à des modèles extérieurs.

Essayons tout d'abord d'approcher ces deux énergies fondamentales sur un plan plus global. Le masculin est une énergie tournée vers l'extérieur, qui organise, nomme, structure, met en lumière, génère de la conscience, sépare, pousse vers l'individualité et l'affirmation de soi. Le féminin est une énergie de type introvertie, qui accueille, englobe, inclut, nourrit, recherche la fusion et l'indifférencié ; elle est en rapport avec l'inconscient, le ressenti et la mémoire.

Identité sexuelle et société

Or, nous vivons dans un monde où dominent les valeurs masculines d'extraversion et de compétitivité, vécues sur un mode extrême et déséquilibré, c'est-à-dire au *détriment* du féminin. Être le meilleur, le plus fort, celui qui gagne dans tous les domaines est le seul modèle proposé : pas de place pour les « faibles », les indécis, ceux dont l'affirmation de soi est plus diffuse, moins flamboyante, moins charismatique. Agir, se montrer, oser, avancer, se battre : voilà comment doit se comporter l'individu aujourd'hui, s'il est « bien dans sa peau ». Qu'il soit homme ou femme, il doit s'identifier exclusivement au masculin.

Bien sûr, pouvoir se défendre et s'affirmer dans la vie est essentiel pour survivre ; nous ne pouvons exister que parce que nous sommes capables de nous battre, et de tout mettre en œuvre pour réaliser nos objectifs. Cependant, il est important de ne pas tomber dans l'excès qui consiste à prendre ces valeurs comme seules références possibles, et à nier ou dévaloriser l'autre partie de nous-mêmes.

Or, dans notre société, l'homme ou la femme n'ont souvent d'autre choix que de privilégier l'identification à un modèle de fonctionnement unique (extraversion, compétitivité) survalorisant l'*avoir* et le *faire*. Certaines femmes cherchent à prouver aux hommes qu'elles leur sont égales ; elles se mettent elles-mêmes au défi de réussir aussi bien, dans tous les domaines. Elles se comportent « comme des hommes », au risque d'oublier leur identité de femme. C'est ce que Jung appelle un « *animus* négatif[1] » : au lieu de puiser dans sa part

---

1. Voir Jung C.J., *L'homme et ses symboles*, Robert Laffont, 1998.

féminine pour mettre en place sa rencontre avec le monde extérieur, la femme se fonde sur un masculin tronqué, dont elle ne possède que les attributs « négatifs », non contrebalancés par les valeurs féminines de douceur, de souplesse, d'inclusion et d'accueil.

Le modèle familial

Cette identification à des images collectives commence dans la famille : de même que nous nous construisons en prenant pour modèle le parent du même sexe, nous héritons aussi de sa propre identification au parent qui le précède, et ainsi de suite. En ce qui concerne la façon de lier les composantes féminines et masculines de la personnalité, nous nous retrouvons ainsi au bout d'une longue chaîne de transmissions, dont une partie remonte à une époque très lointaine.

L'identification au masculin à travers la cellule familiale de type patriarcal a longtemps prévalu dans nos sociétés, y compris dans les lignées où les femmes « portent la culotte » : comme le souligne l'expression, elles deviennent les « hommes » de la famille, reléguant ceux-ci à une place subalterne, depuis laquelle ils glissent en douceur hors de l'arbre généalogique, comme s'ils n'en faisaient plus partie.

Dans ces familles, les mères peuvent transmettre à leurs filles la haine du conjoint, dont elles veulent prendre la place. Elles ne mettent alors en valeur que ce qui fait d'elles des « chefs de famille », au risque de s'enfermer dans la dureté, le ressentiment et la volonté de puissance. Il devient alors très difficile pour les petites filles qui naissent de développer leur part féminine, car elles sont dès le départ témoins d'une dévalorisation de ce principe.

96

Ce phénomène né du rejet de la part féminine imprègne de façon quasi omniprésente nos psychés et nos représentations ; il peut à lui seul expliquer en grande partie les difficultés que nous rencontrons aujourd'hui, que ce soit au titre de nos conflits intérieurs et relationnels ou des déséquilibres profonds de nos sociétés.

La création du couple intérieur

Certes, les temps changent ; aujourd'hui, il paraît plus simple de vivre notre liberté d'hommes et de femmes, d'expérimenter des relations multiples, de dépasser les interdits subis jusqu'à nous. Nous pensons être capables de nouer des relations affectives qui nous comblent. Or, la plupart du temps, nous ignorons tout des motivations et schémas inconscients à l'origine de nos choix affectifs et sexuels, et notamment de notre « couple intérieur », celui qui nous enjoint de choisir tel ou tel partenaire ou de reproduire tel ou tel type de relation, en lien avec ce que d'autres ont vécu avant nous dans la famille.

La création de ce « couple intérieur » repose d'une part sur la relation interne masculin/féminin dont nous héritons au fil des générations, et d'autre part sur les différents couples avec lesquels nous sommes en contact dans notre arbre généalogique, et ce qui s'est joué entre eux : nous sommes en effet convoqués pour y mettre bon ordre ou pour répéter indéfiniment ce qui n'a pas marché.

Père et mère ont, pour la plupart d'entre nous, constitué la toute première image du couple. Nous enregistrons inconsciemment la façon dont chacun des deux parents fonctionne avec son partenaire, et nous aurons tendance à choisir quelqu'un avec qui nous pourrons remettre en scène certaines des problématiques dont nous avons été témoins dans notre enfance. Interroger en détail toutes ces dimensions de la relation à la fois nous permet de prendre conscience de toutes les croyances et les motivations inconscientes que nous avons à l'égard du couple et de l'amour.

Dès notre naissance, nous nous construisons en projetant notre part masculine sur le père et notre part féminine sur la mère. Nos parents en font de même avec leurs deux parents ; ainsi, nous entrons en contact avec la part féminine inconsciente de notre père (qui s'est structurée sur le modèle de notre grand-mère paternelle), et avec la part masculine inconsciente de notre mère (en lien avec son propre père). Nous pouvons en déduire que chacun des couples de nos grands-parents et arrière-grands-parents va jouer un rôle fondamental dans notre construction, en étant à l'origine des identifications multiples qui se répercutent d'une génération à l'autre. Celles-ci peuvent donc engendrer la majorité de nos comportements inappropriés et de nos échecs sentimentaux, d'autant plus qu'elles restent, la plupart du temps, totalement inconscientes.

Imaginons qu'en tant que femme, nous héritions d'un féminin constitué de deux facettes antinomiques : le besoin de liberté d'une grand-mère maternelle et la tendance à la soumission d'une grand-mère paternelle. Comment allons-nous vivre ce conflit ? Quelles seront les répercussions dans notre histoire, dans notre façon de vivre la relation à l'autre ?

Les choses deviennent plus complexes encore lorsqu'on ajoute la polarité masculine, héritée de notre père et de nos grands-pères : notre image de l'homme est, elle aussi, faite d'une riche multiplicité qui nous guide irrésistiblement vers certains partenaires. Il ne s'agit plus seulement de se marier

« avec son père », comme on l'entend dire parfois, mais d'une véritable imprégnation de tout l'arbre généalogique sur nos choix affectifs, sexuels et amoureux.

Notre psyché est en mouvement : nos façons de vivre les énergies masculine et féminine ne sont en aucun cas des principes figés, dans lesquels nous sommes enfermés pour toujours. Elles s'élaborent petit à petit, au fil des rencontres que nous faisons (et pas seulement dans la relation amoureuse). Nous puisons partout et à tout moment dans la réalité extérieure l'inspiration et la conscience grâce auxquelles nous affinons notre perception de nous-même, et devenons chaque jour un peu plus présents à notre réalité profonde.

Les alliances de l'arbre

Aujourd'hui j'ai rencontré l'homme de ma vie/Un seul regard nous a suffi
Mon horoscope me l'avait prédit/Quand je l'ai vu j'ai su qu'c'était lui.
Diane Dufresne

Nous allons continuer notre exploration de l'alliance entre masculin et féminin en examinant maintenant la façon dont les couples se constituent, dans votre arbre généalogique. Comment, quand et où se rencontre-t-on dans votre famille ? S'agit-il de mariages arrangés, de grandes histoires d'amour, de « hasards » ? Se marie-t-on pour sortir de sa classe sociale ou pour y rester ? Pour être insatisfait, par dépit ? Quelles sont les « modalités » de la rencontre ?

Les circonstances du premier mariage de Myriam sont pour le moins inhabituelles : un homme voit sa photo chez une amie commune et décide de l'épouser... sans l'avoir jamais rencontrée. D'abord réticente, mais flattée par la démarche et la cour effrénée de son prétendant, Myriam finit par accepter le mariage. Après une union plutôt houleuse de 7 ans, elle divorce.

À deux reprises par la suite, Myriam reproduit ce scénario : elle rencontre des hommes par petites annonces, vit avec eux, puis les quitte peu de temps après. Annie, la fille de Myriam, suivra cet exemple en se mariant avec un partenaire de théâtre pendant la pièce, sur un coup de tête, sans avoir réellement pris le temps d'une véritable rencontre avec lui.

D'une génération à l'autre, les rencontres s'organisent autour du même scénario. Ici, il faut d'abord un espace imaginaire : le « papier » (annonces, photo, pièce de théâtre) où l'on s'essaye à quelque chose avant de le mettre en pratique. En restant caché derrière une photo, une lettre ou un texte, on évite le face-à-face dans la vraie vie. Cette mise en scène très romanesque atteste d'une dimension fortement idéalisée de la relation de couple, qui a du mal à s'ancrer dans le réel et qui se termine toujours de la même façon : le rêve s'écroule, incapable de supporter la confrontation avec la réalité et les ajustements qu'elle requiert.

Tomber amoureux : un choix généalogique

Pourquoi lui, pourquoi elle ? Quel est cet « autre » qui nous attire autant ? Comment se fait-il qu'une voix, un physique, un sourire, une façon d'être, un corps, puissent nous émouvoir aussi profondément, nous remuer jusqu'aux tréfonds de l'être ? Nous nous sommes tous posé ces questions ; certains y répondent par la chimie ou par toute autre explication scientifique du phénomène amoureux. Pourquoi pas ? Mais une chose est sûre : lorsque quelqu'un d'important entre dans notre vie, il y a de fortes chances qu'il existe une résonance avec notre arbre généalogique. La répétition des scénarios inconscients nous pousse à choisir celui ou celle qui va « guérir » les blessures transgénérationnelles ou, au contraire, contribuer à entériner le caractère inéluctable de ces blessures en les remettant en scène.

L'élu(e) de notre cœur a aussi une famille. Croire qu'il ou elle nous a choisi uniquement à cause de nos qualités exceptionnelles, notre beauté ou notre heureux caractère, est un pur fantasme. Le rôle que nous jouons pour notre partenaire s'inscrit au cœur d'une longue histoire, et très souvent, nos arbres généalogiques eux aussi « tombent amoureux » l'un de l'autre – même si cela n'implique pas forcément un mariage réussi.

Marie vient de rencontrer un homme, plus vieux qu'elle de 10 ans, qui voyage beaucoup et qui se déplace en moto, dans la région lyonnaise, pour son travail, alors qu'ils habitent tous deux Paris. Ce mode de transport la plonge dans l'angoisse : elle a peur de le voir disparaître du jour au lendemain dans un accident fatal. Cherchant dans son arbre généalogique l'origine de cette peur apparemment non fondée et irrationnelle, elle met en lumière les faits suivants : sa mère Joséphine, a vécu une histoire d'amour avec un homme plus vieux qu'elle de 10 ans, natif de Villeurbanne, qui s'est tué tragiquement dans un accident de moto. Or, son propre frère (l'oncle de Marie) est mort, lui aussi dans les mêmes circonstances, dans la région lyonnaise, quasiment à la même date, et au même âge...

Dans sa nouvelle histoire d'amour, la répétition de certains paramètres (l'écart d'âge identique, la région, le mode de transport) renvoie Marie à la peur inconsciente de vivre la même issue fatale que sa mère. Mais bien sûr, c'est aussi de son oncle qu'il s'agit, et du deuil que sa mère n'a jamais fait vis-à-vis de ce frère disparu tragiquement.

Marie ne risque pas de perdre cet homme. Elle a simplement besoin de mettre en lumière ce deuil non fait dont sa mère est porteuse, afin de ne pas associer systématiquement son propre destin amoureux et celui de Joséphine, et de faire des choix en fonction de ses propres goûts et non pour des motifs inconscients de réparation familiale.

L'alliance met en mouvement toutes les dynamiques transgénérationnelles, comme un immense mécanisme d'horlogerie où chaque pièce, l'une après l'autre, avance inéluctablement, emmenant les uns et les autres vers leurs destins, à défaut d'une fin heureuse garantie. L'issue des histoires d'amour ne nous appartient pas totalement, mais connaître le passé familial de ceux que nous aimons peut nous aider à mieux les comprendre et à mieux les aimer.

La guerre des sexes

« Il ne descend jamais les poubelles, un de ces jours je vais le tuer ! » Martine est depuis une dizaine d'années en conflit avec son mari, pour des choses, anodines au départ qui lui sont vite devenues insupportables. Tout est prétexte à lui reprocher ses nombreux défauts, et bien qu'elle dise l'aimer, elle en vient de plus en plus à éprouver pour lui une agressivité incontrôlée. Or, son mari se comporte sans doute de la même manière depuis le début de leur mariage ; qu'est-ce qui fait que ces « défauts » (auxquels elle trouvait probablement à l'époque un certain charme) l'irritent à présent ?

En examinant le couple de ses parents, nous retrouvons la même dynamique : une femme exigeante, devenue peu à peu irritable et hystérique face à un mari jugé « défaillant ». Martine s'exclame, et se désole, entre rires et larmes, stupéfaite d'en être « encore là » : alors que sa mère est « bien la dernière personne à qui elle voulait ressembler », elle reproduit à l'identique la haine maternelle de l'homme qui n'est pas et ne sera jamais « à la hauteur ».

Nous sommes toujours étonnés de la similitude (souvent peu flatteuse) entre nos histoires d'amour et celles qu'ont vécues nos parents. Lorsqu'il y a eu entre eux une vraie rencontre, avec de l'amour de part et d'autre, nous pouvons nous inspirer de ce modèle pour réussir notre vie de couple. Mais dans certains cas, l'atmosphère conjugale a été orageuse, dramatique, conflictuelle. Ce qui peut n'être que des crises passagères se transforme, dans certaines familles, en guerre sans merci où il faut anéantir l'autre à tout prix, comme s'il n'y avait pas de place pour deux au sein du couple !

Rancœurs, violence, soumission, incommunicabilité, trahison, mensonge, adultère, absence de désir… Nous avons enregistré dans nos mémoires des générations de femmes en colère qui cherchaient à se débarrasser des hommes à tout prix en « portant la culotte », de pères frustrés sexuellement par leurs femmes qui se « tournent vers leurs filles », de mères qui voudraient prendre toute la place auprès de leurs enfants, de couples qui restent ensemble dans une atmosphère de haine et de ressentiment… Au point que nous pouvons rencontrer une énorme difficulté à nous lier à l'autre dans une dimension paisible et respectueuse des différences de chacun.

Identifiés au parent du même sexe que nous, nous nous chargeons volontiers de son regard sur le partenaire et son comportement. Mais d'où vient cette tendance à se « faire la guerre », que l'on retrouve si souvent dans les arbres généalogiques, alors qu'on ne sait même plus pourquoi on se bat ? Comment arrive-t-elle jusqu'à nous ? Les conflits peuvent avoir pour origine :

- Des demandes affectives non résolues depuis l'enfance, reportées sur le partenaire (qui n'est jamais « à la hauteur »). Il s'agit souvent de maintenir les parents dans un statut idéal. Dans l'exemple ci-dessus, seul le grand-père maternel de Martine, ancien militaire et homme à poigne, trouvait grâce aux yeux de sa fille et de sa petite-fille : « Lui au moins, c'était un homme, un vrai ! » Ainsi, il reste le seul, l'unique, celui avec qui aucun autre homme ne pourra jamais rivaliser.

- L'incapacité à prendre conscience de ses propres besoins et à les satisfaire, liée à un manque d'autonomie : Martine et sa mère sont restées toutes les deux des « petites filles » qui attendent désespérément qu'on les prenne en charge, même si elles ne se l'avouent pas consciemment.

- Le ressentiment et la colère de devoir jouer certains rôles (femme au foyer, épouse soumise), sans oser sortir de leur condition. Ce qui empêche Martine de quitter son mari est peut-être simplement la fidélité à sa mère, enfermée toute sa vie dans une totale dépendance à un homme qu'elle n'aimait pas.

- Le manque de communication sur la sexualité, qui ne leur a pas permis d'accéder au plaisir partagé, ou tout au moins à un espace suffisamment libre et dénué de tout sentiment de honte. Pour Martine comme pour sa mère, frustrer son mari sexuellement est devenu le seul moyen de lui « faire payer » le fait de ne pas être « l'homme idéal ». Il n'est pas question pour ces femmes de partager quoi que ce soit dans ce domaine, puisque c'est leur seul moyen de dominer l'autre.

• Des visions du couple héritées des modèles antérieurs, où le plaisir et l'épanouissement dans la relation n'étaient pas forcément à l'ordre du jour, et où divorcer restait une solution extrêmement rare, souvent mal vue de la famille et de la société : on endurait son malheur jusqu'à la mort d'un des deux protagonistes.

Si tous ces éléments existent à la génération de vos parents, vous pouvez sans vous tromper vous dire qu'ils existent déjà à la génération précédente, de façon peut-être encore plus visible. La « guerre des sexes » fait partie des transmissions les plus vivaces dont nous héritons.

Comment n'aurions-nous pas hérité de ces siècles de colère rentrée, de frustration, et d'incompréhension mutuelle ? Or, nous nous devons de les transformer si nous voulons sortir de cette dynamique infernale, de cette spirale de mépris et de souffrance afin d'établir de nouvelles façons de faire alliance avec l'autre.

Ne sous-estimons pas l'importance de ces modèles de fonctionnement que nous nous empressons de remettre en place dans notre couple après les premiers moments d'euphorie. Ils nous empêchent de créer de vraies relations en nous maintenant dans des schémas de conflit et d'incommunicabilité. Envahis par la colère, le ressentiment et la lassitude, nous trouvons difficile de mettre fin aux transmissions négatives, aux répétitions des rôles de victime et bourreau, de la femme trompée ou abandonnée, du mari absent, distant, frustrant, des parents voués à se détester plus ou moins cordialement tous les jours de leur existence commune. Pourtant, ces blessures-là ne nous appartiennent pas, et nous avons le droit de ne plus les prendre en charge.

La sexualité : plaisir ou interdit ?

Le manque de parole

> *« Les choses n'existent vraiment pour l'être humain*
> *que si elles trouvent place dans le langage. »*
> Didier Dumas[1]

La rencontre avec nous-même ne peut se vivre pleinement sans la découverte de la sexualité, de notre part la plus intime… si elle a effectivement lieu.

Or, la jouissance libre de notre corps est loin d'être monnaie courante. Elle reste très souvent empreinte d'un tabou majeur. L'aspect sociologique et historique peut nous aider à comprendre à quel point notre société est enracinée dans des traditions de mensonge, de déni et d'hypocrisie concernant le sexe. La religion et l'éducation ont verrouillé l'accès à la parole concernant ce sujet, et rares sont les familles où la sexualité peut être évoquée librement, sans honte, ni gêne. Cette absence d'initiation entraîne souvent une difficulté à se connaître, à prendre contact avec ses propres besoins, et à les vivre au cœur d'une relation satisfaisante. Dans la majorité des familles, la parole vraie sur le sexe manque cruellement.

N'oublions pas, même si cela nous semble lointain, que « travail, famille, patrie » et diabolisation de la sexualité ont longtemps constitué les principaux fondements de l'éducation, répandant ainsi la terreur des pulsions, de la masturbation et du plaisir, ainsi qu'une méconnaissance quasi préhistorique du corps, vécu comme l'ennemi

____

1. Dumas Didier, *op. cit.*

numéro un. Qui n'a pas perçu, chez une de ses tantes, mères ou grand-mères, cette expression d'effroi teintée de mépris glacé et désapprobateur face à une minijupe un peu trop courte ou un rouge à lèvres « provocant » ?

Contresens sur la construction de l'identité sexuée, discours enfermé dans une morale culpabilisante ou absence totale de parole : voilà ce que la plupart d'entre nous ont connu. Or, il ne suffit pas « d'en parler » ; même avec de la bonne volonté, certaines tentatives pour expliquer la sexualité aux enfants ne font que traduire une évidente impossibilité de transmettre. Oscillant entre une approche scientifique (du type *La vie des animaux*) ou un discours qui se veut libéré mais véhicule un malaise sous-jacent perceptible pour l'enfant, cette parole ne remplit pas sa fonction, et peut le plonger dans une grande perplexité, voire le dégoûter de ce qu'il perçoit comme un monde dangereux ou honteux.

Frigide ! Voilà le diagnostic lancé par un mari excédé à Charlotte, à la suite d'un rapport sexuel aussi infructueux que les autres, générant entre eux un ennui profond et une colère énorme.

Charlotte ne ressent dans son corps aucune jouissance. Depuis dix ans, elle a entrepris une psychanalyse, et a même changé de partenaire : rien n'y fait. L'orgasme est un mot abstrait pour elle.

En remontant de deux générations dans l'arbre généalogique, nous apprenons que la grand-mère de Charlotte s'est sauvée le soir de sa nuit de noces, et que sa grand-tante est morte en se faisant avorter ; ceci en dit long sur les peurs qui ont pu être associées à la sexualité de mère en fille.

Charlotte n'a entendu que quelques mots édulcorés de sa mère sur le sujet, et les histoires grivoises de son père, qui avait par ailleurs de nombreuses maîtresses. Rien de ce qui lui a été dit ne lui a paru vrai, rassurant, naturel. Elle a donc enregistré que le sexe était dangereux, source de confusion, de mensonge, de souffrance et d'aliénation. S'en tenir éloignée le plus possible a été pour elle la seule issue pour se démarquer de parents inquiétants et immatures, héritiers eux-mêmes de la culpabilité et de la honte transmise depuis des générations, et qui se sont montrés incapables de la rassurer, de la protéger, et encore moins d'enseigner quoi que ce soit.

Faire l'expérience de la sexualité sans avoir été préparé, ne peut qu'entraîner difficulté, souffrance et impossibilité à s'abandonner. Et comment parler à ses enfants de ce dont on n'a pas entendu parler soi-même, et qui, depuis plusieurs générations, n'est jamais mentionné ? Où trouver en soi les mots justes, lorsque l'on n'a aucune idée de *l'importance* de cette parole, et des drames engendrés par son absence ?

Pour être réellement authentique, communiquer avec l'enfant sur un sujet aussi fondamental ne peut se baser que sur une expérience intégrée, dédramatisée, sans complexe, et sur un discours dénué de faux-semblant.

Le déni du corps

Considéré par des siècles d'obscurantisme comme le lieu du péché, le corps, surtout celui de la femme, a été longtemps l'objet d'une méfiance absolue, d'un déni total et d'un dégoût profond. Il nous ramène à l'impureté de notre condition humaine, largement véhiculée par la religion catholique et l'éducation des siècles derniers. Pour beaucoup de femmes à l'heure actuelle, honorer et respecter le corps est un véritable défi, auxquelles peu d'entre elles ont été préparées : la difficulté à entrer en relation avec leur réalité corporelle est tout simplement dupliquée sur les générations antérieures, enfermées dans des principes rigides et des souvenirs peu gratifiants.

Combien de femmes, apparemment libres de profiter de leur corps comme bon leur semble, sont-elles capables de se l'approprier véritablement, c'est-à-dire d'expérimenter des choses, mais également de pouvoir choisir sans se laisser envahir par la culpabilité lorsqu'elles disent non à leur partenaire ? Où auraient-elles appris que leur corps leur appartient, à elles et à elles seules, qu'il n'est objet ni de pouvoir, ni de transaction, ni de soumission ? Comment pourrait-il en être autrement, d'ailleurs, entre la société dans laquelle nous vivons et celles qui nous précèdent, entre tabou et hypersexualisation ?

Autant dire que nous avons fort à faire, si nous voulons transformer le poids hérité des générations antérieures en matière de sexualité, de sensualité et de plaisir.

Et vous ?

Comment avez-vous appris ce qu'était la sexualité ? Qui vous en a parlé ? De quoi est-elle synonyme dans votre famille ? Est-ce que vous vous sentez libre d'en parler à vos propres enfants ?

Accédez-vous au plaisir sexuel ? Comment ? Cela vous satisfait-il ?

Connaissez-vous les mécanismes de votre corps en ce qui concerne la jouissance ? Essayez de retracer la façon dont tout cela a pu être vécu par tous les personnages de votre arbre généalogique (préférences, liaisons hors mariage, couples homosexuels, etc.) : qu'en déduisez-vous pour vous-même ?

L'appartenance à la famille

« Il est des nôtres, il a bu son verre comme les autres ! »
Chanson populaire

Quoi que nous fassions, nous faisons partie de notre famille pour toujours. Que cela nous procure une joie immense ou un dégoût profond, notre place est définitive. Même les exclus de l'arbre généalogique la reprennent un jour ou l'autre. Aucun moyen d'y échapper !

Avant tout, n'oublions pas que la merveilleuse impression de sécurité que certains éprouvent au seul mot de « famille » n'est absolument pas universelle, loin s'en faut. Pour d'autres, elle est synonyme d'engluement, de chaos, voire de désastre, de perversion, d'étouffement. Il arrive aussi qu'on s'y sente à la fois au paradis, et en enfer… Pour la plupart, nous savons que nous « venons de là », sans forcément l'accepter pour autant. De quoi est fait ce lien puissant, dont on ignore souvent la teneur, la richesse, la complexité, dont les ramifications se perdent à l'infini dans les mémoires des uns et des autres, et surtout dans les inconscients ?

Images, odeurs, résonances, écheveau aux fils multiples, détails infimes ou moments inoubliables, sensations diffuses, sentiments tout en retenue ou grandes effusions tragiques, phrases toutes faites, anecdotes cent fois répétées… Faite de mille choses qui s'entremêlent subtilement comme les essences d'un parfum, cette sensation de *familiarité* peut tout à la fois nous séduire, nous agacer et nous émouvoir. Mais elle contribue à créer un sentiment d'appartenance, qui dès la naissance, nous confère d'emblée une place, et se renforce à travers tous les moments clés qui rythment la vie familiale : mariages, naissances, deuils et autres événements importants… C'est à partir de là que notre lien à la vie parmi les autres, en tant qu'être sexué, placé à cet endroit dans la succession des générations, va se nouer et se consolider tout au long de notre existence.

Que les liens du groupe familial soient fusionnels ou distendus, ils sont soigneusement orchestrés par des rites, des habitudes profondément ancrées, des souvenirs qu'on célèbre ensemble, ou dont on cherche au contraire à s'éloigner le plus possible. La famille est ainsi un univers complexe, structuré selon un système très précis de règles, de « choses qui se font », d'autres « qui ne se font pas ». On n'en parle pas forcément, mais c'est cette « coloration » unique qui fait que cette famille est la nôtre, qu'elle n'existe nulle part ailleurs et qu'elle nous conditionne profondément.

Mythes et légendes généalogiques

La thérapie familiale systémique a mis en évidence le fonctionnement de la famille comme un système qui cherche à protéger son intégrité en maintenant l'équilibre à tout prix. Cela implique l'existence de règles précises, de fonctionnements autorisés et d'autres interdits, et d'une hiérarchie interne où l'on trouve des valeurs dominantes et d'autres valeurs exclues car elles constituent une menace.

À quoi obéit-on dans votre famille ? Quelle est la valeur suprême autour de laquelle se construit le groupe ? Quelles sont les valeurs ennemies, celles dont on doit à tout prix se départir ? Cela dépend de l'époque, bien sûr, et du milieu social où l'on se trouve. Dans telle famille, le plus important est de faire une brillante carrière ; dans telle autre, c'est de se dévouer au service des défavorisés et des exclus. On peut ainsi observer comment ces valeurs se transmettent, engendrant une profonde identification des uns et des autres ou, au contraire, des ruptures violentes et radicales quand l'histoire est trop lourde à porter. C'est le cas par exemple des descendants de ceux qui ont commis des exactions ou des persécutions : pris entre rejet des origines et nécessité de s'inscrire dans une histoire dont ils ne peuvent pas se débarrasser (sous peine de n'être de nulle part), les héritiers ne savent que faire de ce passé encombrant.

Pour que le système fonctionne, il doit se fabriquer un ou des « mythes », ensemble de croyances auxquelles chacun adhère sans les remettre en question ; de génération en génération, elles définissent un certain nombre de valeurs morales et de comportements autorisés et encouragés comme étant « les nôtres ».

Ces mythes ont pour fonction de rassembler entre eux les membres d'une famille sous la même bannière. Cela permet de créer ce fameux sentiment d'appartenance, de maintenir la cohérence interne du groupe et de constituer une vitrine vis-à-vis du monde extérieur – que ce soit la respectabilité, la richesse, l'ouverture de cœur, la tolérance ou toute autre caractéristique… Parfois, les qualités qu'ils mettent en exergue sont destinées à sauver les apparences, à cacher des secrets de famille inavouables. Ainsi, un mythe construit sur l'honnêteté de la famille peut servir à dissimuler un arrière-grand-père ayant fait fortune d'une manière illicite…

On peut volontiers rapprocher certaines classes sociales avec les mythes qui s'y développent : les milieux favorisés érigent des mythes puissants autour de la respectabilité, alors que dans d'autres milieux il est de bon ton de prôner le travail acharné ou la capacité de se battre, de résister à l'adversité et de survivre dans des conditions difficiles. Imaginons un mythe dont le point de départ aura été un ancêtre ayant échappé de justesse à la persécution dans son pays d'origine, et brillamment réussi une carrière à l'étranger. On peut imaginer l'impact de ce personnage familial célébré comme un héros par ses descendants, tous chargés de lui vouer une reconnaissance éternelle : c'est comme cela que se créent les légendes de l'arbre généalogique.

Qui nous enseigne le ou les mythes familiaux ? Avant tout, nos parents, dans leur façon d'être. Nous enregistrons dès la naissance cet ensemble de croyances, de préjugés, et de visions subjectives de la vie à travers le discours de notre milieu ambiant, mais aussi dans toutes les situations de la vie familiale, où ils sont mis en pratique, de façon très concrète. C'est ainsi qu'ils nous donnent un aperçu de nos droits (« Chez nous, tout le monde fait des études poussées »), de nos devoirs (« Il faut devenir quelqu'un dans la société »), de nos limites (« L'argent ne fait pas le bonheur »), et de ce à quoi nous pouvons prétendre en termes de réussite ou d'échec (« On n'est jamais heureux en ménage… »).

Caricature, oui. Mais la réalité n'est pas si éloignée : qui n'a pas dans son arbre généalogique au moins une personne qui profère régulièrement ce genre de prédiction ou d'injonction ?

Pour pouvoir assurer leur fonction, ces mythes doivent être célébrés et régulièrement mis en scène, aussi bien au niveau du langage que du comportement, des centres d'intérêt et d'événements auxquels chacun est tenu de participer sous peine d'être exclu. Mais ne nous trompons pas : si la fonction du mythe est de rassembler, il n'est pas pour autant uniquement fait de « valeurs positives » : le sentiment d'échec, la souffrance, la culpabilité font parfois office de dénominateur commun, et obligent tout un chacun à y souscrire, limitant ainsi son propre parcours à la sempiternelle répétition de ces croyances. Qu'elles soient bonnes ou mauvaises en elles-mêmes est finalement sans objet : l'essentiel, pour chacun, est de savoir à quoi il obéit, afin de pouvoir s'en affranchir si bon lui semble.

Prenons le temps de nous arrêter sur quelques-uns de ces mythes « types ». Ils sont présents dans toutes les familles, sans être forcément négatifs. « Chez nous, on réussit sans l'aide de personne. » ; « On est plus intelligent que la moyenne. », « On est artiste. », « Il n'y a que le travail qui compte. », etc.

On peut entendre, au hasard des familles rencontrées :

Les mythes autour du bonheur :

- « Le bonheur ne dure jamais. »
- « Un malheur n'arrive jamais seul. »
- « Le bonheur, ça se paye. »
- « L'argent ne fait pas le bonheur. »

Les mythes autour des hommes et des femmes, et de la sexualité :

- « Les hommes ne pensent qu'à « ça ». »
- « De toute façon, les hommes, on ne peut pas compter dessus ; *ça* ne sert à rien ! »
- « Toutes les femmes sont des… »
- « Aucune femme ne remplacera jamais ta mère. »
- « Il faut bien passer *par là* pour lui faire plaisir… »
- etc.

Il est frappant de constater la puissance avec laquelle une certaine vision de la vie s'impose comme une réalité définitive, fatale, immuable, à laquelle chacun se plie sans poser de question. Qu'advient-il à celui qui désobéit, ou qui refuse d'y croire et se démarque du système car ces croyances ne sont pas valides pour lui ? Ce qui est utile pour maintenir la cohésion du groupe ne va pas sans poser certains problèmes lorsque quelqu'un cherche à s'individualiser, c'est-à-dire à remettre en question les valeurs héritées pour en privilégier d'autres qu'il aura lui-même choisies.

Très souvent, cela a comme conséquence pour lui l'exclusion et la marginalisation. Or, le fait d'évincer quelqu'un de la famille, en le désignant avec mépris ou en le jugeant de façon négative, ne suffit pas à le faire « rentrer dans le rang » ni disparaître. Bien au contraire, cela entraîne souvent quelqu'un à répéter le comportement en question, à un moment ou à un autre dans les générations qui suivent. Un comportement qui n'a jamais réussi à trouver sa place continue à réclamer droit de cité au sein de la famille ; tout ce qui n'est pas « confronté » à une génération réapparaît à la génération suivante…

Et vous ?

Pouvez-vous définir les mythes et croyances dominants dans votre arbre généalogique ? Comment ont-ils orienté certains de vos choix ?

Pensez-vous que leur fonction puisse être de dissimuler des failles, des fêlures de votre arbre généalogique ? Si oui, lesquelles ?

La hiérarchie des valeurs

La puissance de ces mythes s'appuie, comme nous l'avons évoqué précédemment, sur le fait qu'ils génèrent un ensemble de valeurs structurées de façon hiérarchique. Aussi, il est important et intéressant de se pencher sur ce qui est toléré ou particulièrement bien vu dans la famille, voire l'objet d'un véritable culte : est-ce l'intelligence, la créativité, le don de soi, les capacités novatrices, le devoir, le travail ? Ces valeurs dominantes constituent pour certains des objectifs de vie qui correspondent à leur nature et à leurs aspirations profondes ; mais pour les autres, elles peuvent être un facteur d'angoisse ou de confusion, menant directement à l'échec.

Nous sommes tous différents. Chacun de nous se construit petit à petit une relation spécifique et particulière avec le monde en intégrant les expériences qu'il traverse. Nos besoins ne sont pas les mêmes ; nos ressentis, nos réactions, notre fonctionnement intime n'appartiennent qu'à nous, et nous sommes les seuls à pouvoir comprendre et décider de ce que nous voulons faire de notre vie.

Pourtant, dès l'enfance, nous sommes souvent amenés à privilégier certaines caractéristiques au détriment de facettes de notre personnalité moins en accord avec notre milieu familial ; ainsi, une partie de nous-mêmes ne trouve plus de canal pour s'exprimer. Nous atteignons l'âge adulte en étant parfois inconscients de nos véritables aspirations et de notre fonctionnement intrinsèque, car nous sommes devenus ce qu'on attendait de nous. Mais cela n'est qu'une façade, qui nous enferme, nous encombre et cache notre véritable essence.

Cet éloignement d'avec nous-mêmes peut nous plonger dans un profond désarroi, voire une dépression ; ce sont en fait des passages obligés pour renaître et retrouver notre élan vital, nos bases, nos fondations. Mais pour cela, il nous faut d'abord prendre contact avec notre histoire familiale, et comprendre où, quand et comment nous avons perdu le fil, et ce qui nous a obligés à porter un masque, pour résister, pour survivre, pour être aimé, valorisé, soutenu. Le prix à payer est souvent élevé.

Esther est née dans une famille où être « intelligent » est la seule chose qui compte. On y prône l'esprit critique doublé d'une grande érudition. Cela peut sembler plutôt positif ; cependant, pour faire partie de cette famille-là, il faut oublier tout le reste, au profit de la réussite intellectuelle.

Esther apprend à lire beaucoup plus tôt que les autres enfants ; à 6 ans, elle parle plusieurs langues, à 10 ans, elle est éprise de grande littérature... Pour ses parents, elle personnifie le mythe de la culture et de l'intelligence ; ils mettent donc en valeur cet aspect d'elle à tout bout de champ, comme dans un numéro de cirque bien rodé. Esther, dotée d'une adaptabilité qui lui permet de faire plaisir avant tout, se développe uniquement dans cette direction, en se coupant totalement de ses émotions et de son ressenti corporel : elle ne vit que dans les livres et l'imaginaire.

La carrière d'Esther est toute tracée : « Professeur, comme Papa ! » Mais, à l'adolescence, les choses changent : elle commence à se droguer et à sécher les cours ; elle devient boulimique et dépressive, fugue et vole dans les magasins.

« Du moment qu'elle est intelligente... » répète son père, emmuré dans l'unique désir de voir sa fille réussir brillamment une carrière intellectuelle.

Mais Esther n'obtient son bac que de justesse, et se révèle ensuite incapable de mener à bien des études ou d'avoir un projet quelconque. Elle finit par s'effondrer dans une dépression sévère.

Au fil de l'analyse de son histoire, elle se rend compte que son autosabotage systématique n'avait qu'un but : décevoir son père et sa mère. Incapable de leur exprimer directement la souffrance que faisaient naître leurs exigences, elle s'est contentée de se mettre en échec avec un acharnement et une détermination sans faille, retournant ainsi contre elle-même toute la violence qu'elle n'a pas su verbaliser. Combien d'enfants sont ainsi les otages des désirs non réalisés, des pulsions non assouvies, de la toute-puissance infantile de ceux qui les ont précédés ?

Ces parents qui poussent leur fille vers une certaine forme de réussite sont sous l'emprise de ce qu'on peut appeler un complexe d'infériorité social. Le père d'Esther, fils d'un petit employé, abhorre le milieu d'où il vient, où les gens sont « incultes et ignares » ; son grand-père a été toute sa vie l'amant d'une femme qui, venue d'un milieu nettement supérieur au sien, n'a jamais voulu quitter son mari. Quant à la mère d'Esther, fille d'émigrés tunisiens, elle a senti toute son enfance la honte de venir de l'étranger et d'être obligée de se couler dans le moule, de se faire oublier pour s'intégrer au pays d'accueil. À travers sa fille, elle cherche à prendre une revanche sur tous ceux qui l'ont regardée de haut, en lui faisant sentir qu'elle était « inférieure » compte tenu de ses origines étrangères et peu aisées socialement.

Face aux mythes et croyances familiaux, trois attitudes possibles. On peut adhérer au système familial, avec ses lois et ses codes, sans jamais le remettre en question ; mais cela crée le risque de vivre à côté de nous-mêmes.

D'un autre côté, refuser tout en bloc, en prenant comme Esther le contre-pied de l'image proposée, peut mener à de graves situations d'échec ; par ailleurs, cette attitude valide la toute-puissance du modèle familial, car elle se définit par rapport à lui.

Il peut alors sembler préférable de faire preuve de discernement, et d'apprendre à choisir, parmi les valeurs qu'on nous a inculquées, celles qui nous conviennent parce que ce sont aussi les nôtres. Cela implique de savoir dire non à nos parents quand nos choix diffèrent des leurs, sans pour autant tout remettre en question, car ce serait rester dans un rejet qui ne permet pas de se construire sur ses propres bases.

Et vous ?

Pouvez-vous définir le système de valeurs de votre famille ? Qu'est-ce qui est privilégié ? Qu'est-ce qu'on exclut ? Comment vous êtes-vous adapté(e) à ces exigences ? Des trois possibilités ci-dessus, laquelle vivez-vous ? Pourquoi ?

Le bouc émissaire

Chacun de nous porte à l'intérieur de lui-même un personnage intérieur critique, négatif, qui nous amène à nous juger et nous dévaloriser de temps à autre. Nous faisons de notre mieux pour que cela ne nous empêche pas de vivre, et que cela ne mette pas en péril le sentiment de notre propre valeur. Cependant, il arrive que ce personnage se transforme en véritable bourreau, qui se charge de nous mettre en pièces au niveau psychologique. Lorsque c'est le cas, cette dynamique nous indique que nous sommes très probablement porteurs de ce qui ne peut se vivre au sein du système familial. C'est une place très particulière, qui génère beaucoup de souffrance, notamment à cause de la solitude et du sentiment d'exclusion qu'elle engendre, mais dont on peut aussi tirer des éléments positifs pour peu qu'on prenne conscience de toutes ses implications et de son fonctionnement.

Le bouc émissaire constitue une menace pour la famille : il possède une qualité intrinsèque qui met tout le système en péril. Peut-être est-il différent, ou particulièrement doué, attirant, ou au contraire handicapé, laid, retardé mental. Parfois, l'enfant dérange car il possède un don qui lui permet de saisir ce qu'on lui cache, il voit derrière les apparences. De toute façon, il détonne avec le reste de la famille : on ne comprend pas d'où il vient, comment il a pu naître « parmi nous ». Cette position est extrêmement difficile pour celui qui la vit au quotidien, car il est la cible de l'agressivité du groupe sans se sentir responsable de quoi que ce soit. La violence s'insinue très vite dans les relations familiales, et l'enfant, dans la situation périlleuse où il se trouve, ne reçoit d'aide de personne.

121

Qu'est-ce qui peut déclencher ce phénomène, qui existe beaucoup plus fréquemment qu'il n'y paraît ? Il y a le fait de ressembler, physiquement ou par d'autres caractéristiques, à un ascendant « embarrassant » ou banni de la famille. Parfois, l'enfant n'est pas bien accueilli car c'est une fille alors qu'on attendait un garçon ou *vice versa* ; il peut avoir été conçu à un moment de crise dans le couple, ou venir, pour des raisons financières ou affectives, « au mauvais moment ». Il en va de même pour un enfant adopté à qui on n'a pas dit la vérité sur ses véritables origines, tout comme pour un enfant doté de facilités particulières sur le plan intellectuel, artistique ou sportif. Parallèlement, un handicap psychique ou physique, une personnalité particulière ou toute autre caractéristique peut amener le groupe à se polariser contre un élément qui porte préjudice au bon fonctionnement du système parce qu'il n'est pas « comme les autres ».

Or, le retournement de victime en bourreau peut être spectaculaire, lorsque celui qui subit le rejet se transforme tout à coup en agresseur et donne ainsi libre cours à toute la rage et la violence contenues depuis si longtemps.

Cécile ne supporte plus que sa mère Zoé la tyrannise en la traitant comme sa domestique ; ses accès de violence et le harcèlement qu'elle lui fait subir depuis toujours la terrorisent.

Pourtant, l'histoire de Zoé est plutôt celle d'une victime : née d'un rapport sexuel non consentant entre ses parents (le fameux « devoir conjugal »), Zoé sonne le glas des aspirations de sa mère, qui se rêvait danseuse étoile au lieu de femme au foyer d'un ouvrier métallurgiste.

122

Toute la haine et le ressentiment de cette femme se dirigent alors vers son enfant, vécue comme le signe de son humiliante soumission, et vis-à-vis de laquelle elle montre toute sa vie un profond dégoût.

Une génération plus tard, sa fille se transforme elle-même en persécuteur lorsqu'elle met au monde sa propre fille : elle la traite avec le même mépris que celui qu'elle a connu. Très souvent, au lieu de confronter les sentiments d'infériorité générés dans l'enfance, le bouc émissaire s'identifie à l'autre côté, celui qui a le pouvoir d'anéantir le plus faible.

Ce schéma victime/bourreau se rencontre très fréquemment dans les histoires familiales, où il n'y a presque jamais personne pour dénoncer la violence subie ou perpétrée dans la plus totale inconscience. Pour pouvoir sortir de cet enfer, il est utile de comprendre l'importance du rôle de bouc émissaire ; en effet, l'exclusion de celui-ci n'est qu'apparente, puisqu'il est indispensable au fonctionnement du système. Il faut donc démonter les mécanismes relationnels qui poussent chacun à se maintenir à la place de dominant ou de persécuté : remonter à l'origine du phénomène est susceptible d'apporter bien des réponses dans ce genre de situations extrêmes.

Dans notre exemple, Cécile, la fille de Zoé, est devenue consciente des ravages occasionnés par sa grand-mère, et elle peut maintenant prendre de la distance vis-à-vis d'une mère toxique, qui n'a jamais pu en faire autant par rapport à sa propre mère, enfermée dans des règlements de compte stériles et vains, où seul compte le pouvoir destructeur qu'on exerce sur autrui.

Certes, Cécile ne pardonne rien ; mais elle réussit à se mettre à l'abri, et à comprendre que sa mère ne fait que projeter sur elle ce qu'elle-même a subi. Cet éclairage nouveau lui donne assez de force pour ne plus accepter ces projections, et pour tenir tête à un tyran domestique, qui, finalement, ne se nourrit que de la peur des autres et de leur tendance à se soumettre à son pouvoir.

Répétition et « loyauté invisible »

L'instinct grégaire a de tout temps poussé l'être humain à créer des clans, des groupements, puis des sociétés. C'est une aspiration fondamentale : le groupe, quel qu'il soit, est censé nous inclure, nous rassurer, nous soutenir, nous protéger, nous inspirer, nous rendre plus forts. C'est d'autant plus vrai pour la famille : nous en attendons sécurité et bien-être, tout ce qui contribue à ce que nous nous y sentions « chez nous ». En retour, tout ce qui s'y passe nous concerne au premier chef.

La thérapie systémique a démontré l'importance de l'implication des uns et des autres vis-à-vis du groupe, et l'interdépendance de chacun : en faisant partie de la famille, nous avons besoin de donner, autant que de recevoir, de l'amour et de la sollicitude. Les liens affectifs très puissants noués avec certains membres de la famille nous permettent de nous engager dans la vie avec confiance, et de sentir que, quoi qu'il arrive, nous sommes entourés, que nous comptons pour d'autres, que nous avons notre place parmi eux ; cela n'a pas de prix.

Or, dans ce réseau sous-jacent de liens invisibles qui s'entrecroisent, il arrive que nous entrions en résonance de manière particulièrement aiguë avec la souffrance de certaines personnes de l'arbre généalogique, comme si nous ne pouvions faire autrement que d'intervenir là où les choses se sont arrêtées pour elles. Nous nous engageons à notre insu aux côtés de celui qui souffre, pour des motifs qui nous échappent totalement, et qui peuvent être très divers. Avant d'aller plus loin, essayons de comprendre comment ces phénomènes dits « de loyauté » s'organisent dans notre inconscient.

En psychogénéalogie, on appelle « loyauté » le fait de s'identifier inconsciemment à un membre de la famille, connu ou inconnu, vivant ou décédé, en organisant notre comportement en fonction de lui, et de ce qu'il pourrait attendre de nous : répéter sa souffrance, pour lui « prouver » que nous restons en lien avec lui, ou la réparer en mettant en place diverses stratégies. Mais le but est toujours le même : lui montrer notre fidélité éternelle et notre engagement irréductible. Que cela se manifeste au niveau de nos sentiments, de nos choix, de nos actions ou de nos préférences, cela exerce une influence d'autant plus puissante et difficile à repérer que nous n'en sommes pas conscients.

Philippe est gardien de prison depuis qu'il est entré dans la vie active, non par vocation, mais parce que ce métier s'est imposé à lui comme une nécessité. Il souhaite s'orienter vers autre chose et exercer une profession moins dangereuse, dans un contexte plus serein : il sent que les tensions qu'il rencontre sur son lieu de travail perturbent sa vie de couple et son équilibre psychique... Mais il éprouve d'énormes difficultés à quitter ce milieu, comme s'il était voué à la vie carcérale pour toujours. Il lui faudra attendre de découvrir les véritables circonstances du décès de son père pour pouvoir, enfin, oser franchir le pas. En effet, personne, jusqu'alors, ne lui avait jamais dit que ce dernier était mort en prison, torturé en tant que résistant, lorsque son fils avait quatre ans. Devenu adulte, Philippe a repris l'histoire à l'endroit où elle s'est arrêtée pour son père, mais cette fois « du bon côté » des barreaux… Son travail sur l'arbre généalogique lui a permis de déceler que ce choix était lié à cet homme dont il ne gardait presque aucun souvenir, et dont il ignorait les activités cachées.

Pertes engendrées par les guerres, enfants décédés à la naissance, maladies, accidents, suicides, spoliations, dépossessions, exils, abandons… chaque arbre généalogique est profondément marqué par de tels événements. Parfois, le déni est en apparence la solution la plus douce pour « passer le cap », tourner la page et oublier…

Or, c'est cette absence de parole, plus que l'événement en lui-même, qui constitue le vrai traumatisme, car cela en empêche toute intégration dans l'histoire familiale ; ce qui n'a pas été nommé finit par réapparaître chez les descendants comme un fantôme, une trace indélébile dans la mémoire familiale inconsciente. Un jour, elle revient à la surface, sous la forme de comportements compulsifs ou irrationnels, de symptômes physiques ou d'affections mentales touchant quelqu'un qui n'a, semble-t-il, aucun lien avec cette histoire-là.

Ce phénomène de répétition est le produit d'une mémoire transgénérationnelle restée en suspens, qui cherche à se faire entendre afin de pouvoir intégrer définitivement le passé, et faire « place nette » à l'avenir[1]. En effet, la répétition sert aussi à *sortir* de la répétition. Elle

---

1. Joséphine Hilgard parle de syndrome d'anniversaire pour désigner ce curieux phénomène qui nous fait vivre la même chose que ce qu'ont vécu des ancêtres à la même date, ou au même âge, ou encore au terme du même nombre d'années. Voir Canault Nina, *op. cit.*

contient en elle-même sa propre solution en remettant en scène le traumatisme, l'impensé, l'innommé : elle est l'occasion de prendre conscience des choses, et de se libérer des liens de loyauté au moyen d'actes symboliques.

Les différentes énergies de l'arbre

Nous l'avons vu : c'est à partir du modèle familial que nous nous inscrivons dans la réalité : nous héritons d'une façon de penser, d'agir, d'aimer et de communiquer, qui nous permet de vivre la relation au monde extérieur, de nous relier à la dimension concrète et matérielle ainsi qu'à notre corps et à notre sexualité. Cet héritage se transmet aussi dans notre façon de parler de nos émotions, de manifester notre joie ou notre colère, de nous positionner face à l'autre et de vivre notre intimité. Chaque geste, chaque représentation du monde nous relie à notre arbre généalogique, avec ses richesses, ses ressources particulières et ses manques, notamment à travers les mythes et les croyances évoqués plus haut. Pour comprendre comment ce modèle continue à agir en nous, il est nécessaire de passer en revue l'historique de la famille dans les domaines suivants :

- **La communication** : comment la parole circule-t-elle dans votre famille ? A-t-on le droit de se dire les choses ? Quels sont les sujets tabous ? Qui parle à qui, et de quoi ?
- **Les centres d'intérêt** : ils dépendent dans une large mesure, du milieu social, de la classe politique et de la religion dans lesquels nous sommes élevés. Quels sont les centres d'intérêt de votre famille ? Est-on respectueux des choix des uns et des autres, ou au contraire y a-t-il une « pensée unique » ?

- **L'affirmation de soi** : comment fait-on pour prendre sa place, pour agir ? En a-t-on le droit ? Le fait-on avec fermeté, facilité ou culpabilité et violence ?

- **La tendresse, la douceur** : a-t-on le droit de s'y laisser aller ? Et jusqu'où ? S'autorise-t-on à les vivre dans tous les moments où on en a envie ou besoin, dans le respect de l'autre ? A-t-on le droit de pleurer, de rire, de montrer ses émotions, son désarroi, ses peurs ?

- **Les relations sociales, l'amitié** : quelle est leur place ? Comment entre-t-on en contact avec les autres ? Qu'attend-on d'eux ?

- **La relation au corps** : comment se nourrit-on ? Comment s'habille-t-on ? Le corps est-il valorisé, entretenu, ou au contraire, objet de déni ? A-t-on le droit de se mettre en valeur, de plaire, de séduire ?

Nos comportements, nos goûts, nos habitudes prennent source dans le terreau qu'est la famille. Chaque facette de notre personnalité est enracinée dans un passé immédiatement convoqué à chacun de nos gestes. Le reconnaître est le début de la liberté.

Une place au soleil : la trajectoire sociale et ses aléas

« Mais si Jean-Baptiste Sartre avait connu ma destination, il en avait emporté le secret ; ma mère se rappelait seulement qu'il avait dit : « Mon fils n'entrera pas dans la marine. » Faute de renseignements plus précis, personne, à commencer par moi, ne savait ce que j'étais venu foutre sur cette terre. »

Jean-Paul Sartre

Réussir dans la vie

Le souhait des parents pour leurs enfants est bien souvent qu'ils puissent avant tout s'insérer dans la société et avoir une « bonne situation ». Mais ce légitime désir de réussite professionnelle cache parfois des désirs moins justifiables : celui que nos enfants nous donnent de l'importance, et réussissent là où nous avons échoué ; celui qu'ils réalisent nos fantasmes, nos rêves de richesse, d'érudition ou de gloire, qu'ils nous fassent changer de classe sociale, qu'ils effacent le traumatisme de la pauvreté, ou des origines « douteuses » ; celui qu'enfin, à travers eux, nous puissions devenir « quelqu'un ».

S'il est bien un domaine où la transmission s'effectue autour d'enjeux fondamentaux, c'est la question du travail, et par extension celui de la place et de la classe sociale, de la réussite, et enfin de l'argent : prendre sa place dans la société est un défi énorme, où s'affrontent nos projets personnels et nos motivations inconscientes, où notre loyauté à la famille est constamment sollicitée, et qui soulève immanquablement les questions suivantes : où est notre part de liberté dans la façon dont nous choisissons notre insertion sociale ?

Pour beaucoup d'entre nous, l'entrée dans la vie active est intimement liée au passé généalogique, et le choix du métier subordonné à bien autre chose que nos véritables aspirations : il s'agit parfois de faire ce que notre famille attend de nous, d'exercer une profession qui nous valorise aux yeux de nos parents (quelquefois en faisant comme eux). Cela peut poser problème lorsque ce choix n'est qu'une simple duplication dont toute réflexion personnelle est absente ; et même le fait de se poser la question de ses motivations n'est pas garant de succès. Comment « se réaliser » et faire ce qu'on aime tout en gagnant de l'argent ? Comment s'accomplir et connaître la prospérité ?

Passons en revue tout ce qui peut faire partie de notre héritage dans ce domaine.

Conditionnements familiaux

Nous retrouvons encore et toujours le conditionnement dont nous avons déjà parlé, qui nous enferme dans des croyances limitantes et peu propices à la créativité personnelle. Liés en grande part au milieu socioculturel d'où nous venons, les mythes autour du travail, nombreux et tenaces, nous poursuivent jusque dans nos relations avec nos collègues et nos supérieurs hiérarchiques, au point parfois de nous empêcher d'accéder à notre réalisation professionnelle, à laquelle nous ne croyons pas vraiment, ou que nous fuyons lorsqu'elle se présente. C'est, par exemple, l'impossibilité de marier travail et plaisir, travail et prospérité, ou l'idée que seul le statut social ou une rémunération élevée sont importants.

Mais que se passe-t-il si nous rêvons de nous lancer dans une activité artistique ou un emploi qui n'est pas sécurisant ? Oserons-nous quitter le chemin tout tracé, et faire l'expérience de la précarité pendant le temps nécessaire ? Serons-nous capables de prendre des risques et de sortir des sentiers battus pour tenter l'expérience et aller vers ce qui nous fait envie, ou bien resterons-nous fidèles au mythe familial nous imposant de veiller uniquement à notre porte-monnaie et de privilégier ce qui nous met à l'abri de l'incertitude ?

Autre type de conditionnement : les fameuses loyautés invisibles, qui de près ou de loin nous associent à des problématiques inconscientes autour du travail et de l'insertion sociale. La façon dont les uns et les autres ont vécu l'autorité, la reconnaissance, la rivalité et les jalousies dans l'arbre généalogique creuse le lit de nos comportements inadéquats dans la vie professionnelle : harcèlement, échecs répétés, promotions impossibles, etc.

Un métier porteur de sens

Allons maintenant un peu plus loin et considérons ce que nous révèle le choix du métier dans cette perspective. Prenons un exemple : pourquoi devient-on médecin ? Par vocation, par goût, pour aider les autres, pour faire le bien autour de soi ? Qu'est-ce qui nous pousse à choisir ce métier-là ? Porteur d'une signification symbolique évidente, il nous place dans la situation de celui qui répare, qui guérit. À nous de trouver le sens que cela peut avoir en fonction de notre histoire : où et quand a-t-on eu besoin d'un « guérisseur » ?

D'une manière générale, faire le lien entre les métiers exercés par les uns et les autres et l'arbre généalogique devient alors le départ d'une véritable enquête : il s'agit de passer au crible les histoires professionnelles de chacun pour saisir comment l'individu apporte sa solution à un problème de l'arbre resté entier.

Nous pouvons donc trouver des éléments de réponse en cherchant la signification symbolique du métier en elle-même : médecin, chirurgien, psychanalyste, gardien de prison, professeur… la famille en avait-elle besoin pour assurer sa sécurité, pour cacher une réputation ternie et reblanchir son image, pour réparer un traumatisme ? On peut également s'interroger sur le lien entre le métier choisi et les autres personnages de l'arbre :

Pascal travaille depuis quelques mois sur son arbre généalogique et découvre l'existence d'un « secret de famille » : son arrière-grand-père est le fils naturel d'un personnage haut placé chez qui sa mère allait faire le ménage.

À chaque génération, les fils, petits-fils et arrière-petits-fils de cet homme exercent tous le même type de profession : garde-chasse chez un baron, maître d'hôtel chez un notable, chauffeur d'une personnalité très connue du monde du spectacle... Choisir de « servir la haute société » sans en faire partie est la seule façon de rappeler les véritables origines, tout en maintenant le secret. Ici, le choix du métier répond beaucoup plus à une nécessité généalogique qu'à des préférences personnelles.

Répétition et réparation

Réussir à trouver sa voie, et se faire une place valorisante dans la société nous renvoie à ce qu'ont vécu nos ancêtres. Certaines de leurs expériences continuent à imprégner l'inconscient des descendants, véhiculant parfois des présages défavorables à toute entreprise, notamment lorsqu'elles ont eu des répercussions néfastes en termes d'argent, de sécurité ou de statut social.

Quelle attitude va-t-on choisir, lorsqu'on arrive après l'échec ? La répétition ou la réparation ?

La répétition va donner lieu à une dynamique d'autosabotage : on n'a pas le droit de réussir, parce qu'on ne peut pas faire mieux que ce qui a été fait avant ; on reste donc loyal en répétant l'échec ; simultanément, on se décharge du projet parental. Il se peut aussi que l'on n'ose pas réussir parce qu'on a intégré la croyance selon laquelle « l'effondrement suit toujours le succès ». Dans ces cas-là, être en échec, paradoxalement, c'est être protégé de l'effondrement.

La réparation, au contraire, consiste à mettre en œuvre tous les moyens possibles pour dépasser les expériences d'échec inscrites au cœur de l'arbre, en s'impliquant avec discernement dans la recherche de sa véritable vocation. Malheureusement, elle peut aussi

132

devenir une obsession compulsive de se faire un nom, « une place au soleil » aux dépens de tout le reste, y compris parfois de toute relation humaine équilibrée. Tout dépend donc de la manière dont on s'approprie ce désir de faire mieux.

Une fidélité impossible

La situation se complique singulièrement lorsque la volonté de s'élever socialement entre en conflit avec la nécessité de rester fidèle aux valeurs et comportements de la classe d'où l'on vient, et surtout, à ceux de son milieu d'origine : ces désirs contradictoires engendrent quelquefois d'énormes difficultés de positionnement. Les parents sont parfois très ambivalents, et semblent souhaiter autant l'échec de leurs enfants que leur réussite… sans le savoir, bien entendu. Ces injonctions paradoxales enferment celui qui les subit dans un cercle vicieux.

Être « celui qui réussit », « l'oncle d'Amérique », être arrivé « tout en haut de l'échelle » n'est pas si simple à assumer : le sentiment d'isolement et la culpabilité de faire partie des nantis alors qu'on vient d'une famille moins favorisée, qu'on laisse à son triste sort, peut jeter un voile sur la réussite, et la rendre amère, même si elle permet de sortir de l'anonymat ou de la pauvreté.

Parfois, cela oblige à dissimuler ses origines afin de ne surtout pas dévoiler d'où l'on vient de peur d'être exclu ou montré du doigt à l'intérieur du cercle dans lequel on vient de se faire une place, où l'on se sent encore vulnérable. « Et si les gens apprenaient… ? » Que faire ? Renier ses parents ? Cacher son appartenance à une famille dont on a honte ? Certains ont recours à l'effacement, au secret ; mais la vérité revient toujours à la surface, comme une tâche indélébile[1].

Comment faire ce que l'on aime et réussir sans se sentir coupable de trahir tous ceux et toutes celles qui, faute de moyens, de l'accord parental ou de circonstances favorables, ont dû sacrifier leur vocation ? Encore une fois, est-il possible de *faire mieux* que ceux qui ont été en échec toute leur vie ? Avons-nous le droit d'obtenir la satisfaction, la reconnaissance et le plaisir alors que d'autres (que nous chérissons ou dont nous n'avons jamais entendu parler) ont été malheureux et incompris ?

Quel que soit notre choix inconscient entre la répétition et la réparation, être lié ainsi au passé nous enferme très souvent dans une obligation de réussite ou d'échec reliée à une situation ancienne qui ne nous concerne plus. C'est pour cette raison que le décryptage des transmissions nous permet de prendre la distance nécessaire pour réfléchir à notre implication vis-à-vis du passé en ce qui concerne notre trajectoire sociale :

À qui, à quoi est-elle une réponse ? Quelle est la situation qui nous occupe dans l'arbre généalogique ? Quels objectifs poursuivons-

---

1. Voir à ce sujet l'ouvrage de Vincent de Gaulejac, *La névrose de classe* (Hommes & Groupes Éditeurs, 1996) : « La caractéristique principale de la névrose de classe tient à l'intrication systémique entre des conflits sociaux et des conflits psychiques, qui s'étayent les uns sur les autres dans le sens d'un renforcement mutuel. »

nous, lorsque nous réparons : être plus heureux, rétablir la justice, faire payer quelqu'un… ? En quoi est-ce juste pour nous ?

Ce n'est qu'en répondant à ces questions que nous pourrons évaluer la façon la plus appropriée de nous positionner. En fait, nous n'avons aucune obligation vis-à-vis du passé. Le meilleur cadeau à faire à tous ceux qui ont vécu avant nous est de nous accorder à nous-même ce dont nous avons besoin et envie, de réaliser nos propres rêves et d'aller de l'avant, en célébrant le présent. Dans le cas contraire, nous risquons fort de passer notre vie à assumer des choix qui ne sont pas les nôtres, à dépenser de l'énergie en quête d'un but qui ne nous concerne pas vraiment, et qui risque fort d'être décevant une fois réalisé. Ne pas passer à côté de sa vie est entièrement affaire de responsabilité personnelle et de vigilance.

Et vous ?

Comment avez-vous choisi votre métier ? En êtes-vous satisfait ? Pensez-vous y être reconnu à votre juste valeur ? A-t-il une fonction précise du point de vue de votre arbre généalogique ? Laquelle ? Quelqu'un d'autre l'exerce-t-il dans votre famille ?

Dans votre histoire familiale, qui est en échec et qui réussit du point de vue professionnel ? Y a-t-il un phénomène de répétition de changement de classe, de carrières brillantes, de « métiers à risque » ? Comment cela résonne-t-il en vous ?

Vous arrive-t-il de vous trouver dans des situations où vous manquez d'argent ? Quand et comment cela se manifeste-t-il ? En souffrez-vous ? Vous en sentez-vous responsable ?

Quelle image vous vient lorsque vous évoquez la réussite financière ? Qu'est-ce que cela implique pour vous ? Quelle importance donnez-vous à l'argent ?

Comment en parle-t-on dans votre famille ? Y a-t-il eu des désastres financiers ? Des faillites ? À quel moment ? À quelles dates ?

De quel « côté » de la barrière êtes-vous : dirigeant, fonctionnaire, simple employé ? À quelle classe politique appartient-on dans votre histoire généalogique ? Est-ce une source de conflits ?

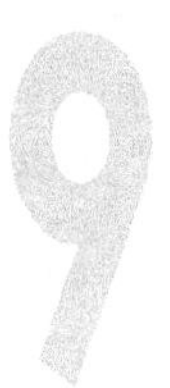

Réparer les souffrances passées

Nous avons pu voir jusqu'ici à quel point la souffrance des générations précédentes fait partie de notre vie actuelle, et comment les expériences de nos ancêtres sont inscrites en nous ; transmissions multiples, invisibles, changeantes, mais que nous ne pouvons ignorer, leur impact continue à résonner à travers nos attachements inconscients. Fondés à la fois sur les obligations que nous donne le sentiment d'appartenance à la même famille et sur le phénomène des loyautés invisibles qui nous lient à certaines personnes de l'arbre, ces attachements mystérieux sont à chaque fois différents ; il ne saurait donc être question de les réduire à une équation simpliste, qui permettrait de résoudre nos problèmes en décortiquant notre histoire familiale, de manière systématique ou pseudoscientifique, au moyen de « recettes » psychogénéalogiques toute faites.

L'implication de chacun vis-à-vis de son histoire familiale n'est absolument pas prévisible. Certains passent leur vie à réparer des traumatismes dont ils ne sont pas responsables, empreints de haine ou de culpabilité inconscientes ; d'autres utilisent les richesses de l'arbre généalogique pour aller de l'avant, découvrir de nouveaux territoires et transformer leur destin. La relation que nous entretenons avec le passé dépend, nous l'avons vu, de facteurs complexes, à la fois d'ordre personnel, inconscient et sociologique. C'est ce qui rend ce travail si passionnant, mais aussi complètement inédit pour chaque personne qui l'entreprend.

Même s'il existe des constantes, personne n'est pris dans les filets du passé avec la même intensité ni pour les mêmes raisons, tout simplement à cause du caractère unique de notre individualité. De plus, nous ne sommes jamais tout à fait victimes, mais toujours plus ou moins complices de nos attachements.

Nous y trouvons en effet des bénéfices, et c'est pourquoi, le plus souvent, nous refusons énergiquement de changer de regard sur notre histoire, en nous obstinant à rester prisonniers d'un passé dont nous ignorons tout. Un des bénéfices les plus significatifs est sans conteste l'impression de toute-puissance que nous en retirons, notamment lorsque nous adoptons le comportement du « sauveur », dont nous allons parler maintenant. Quelles sont les « compétences » requises pour assurer cette fonction réparatrice ? De quel type de souffrance se charge-t-on le plus souvent ?

« Je guérirai tes blessures… »

Pour chacun des parents, l'enfant qui arrive sert inévitablement à combler les manques et les blessures de sa propre enfance, à des degrés divers. Mais tous ne sont pas investis de la même façon et certains individus, compte tenu de leurs structures psychiques propres, vont être littéralement happés par le désir parental, alors que d'autres sauront résister à la tentation de prendre en charge les souffrances familiales et combler les attentes dont ils sont investis.

Qu'est-ce qui prédispose un enfant à jouer le rôle de « sauveur » ?

- une sensibilité particulièrement forte et une empathie extrême qui le mettent directement en résonance avec la souffrance de l'autre, sur le plan inconscient ;
- une difficulté à établir des limites, à dire non ;
- la culpabilité d'être né ;
- le sentiment d'être un poids pour sa famille ;
- la place dans la fratrie, en lien avec quelqu'un d'autre dans les générations précédentes ;
- une affinité avec un personnage de l'arbre, provoquant une identification inconsciente.

Cet enfant aura comme rôle principal de « sauver » son père, sa mère, ou quelqu'un d'autre de l'arbre généalogique, ou encore de mettre de l'ordre dans le chaos familial en exposant au grand jour les dynamiques transgénérationnelles. Peut-être y consacrera-t-il sa vie, tout simplement parce que quelque chose doit se résoudre, et qu'il a les capacités nécessaires pour relever le défi. L'important est de ne pas être pris en otage ou manipulé par un parent, mais de s'engager dans la mise en ordre de sa propre histoire généalogique avec discernement et conscience. Rien n'est joué d'avance. Chacun a le choix de devenir acteur de sa propre vie.

Bien sûr, l'enfant chargé d'une mission aussi lourde et complexe aura tout le loisir de développer ses qualités innées : l'empathie, la compassion, une facilité à saisir la souffrance de l'autre… Mais c'est, ne l'oublions pas, un rôle souvent solitaire, effrayant, sans repère ni soutien d'aucune sorte. La frontière est mince qui délimite ce qu'on pourrait appeler le défi d'une vie et l'appel vers le néant, l'anéantissement de soi, l'engloutissement, l'asservissement à une autre volonté que la sienne. Certains ne s'en sortent pas indemnes, d'autres ne s'en sortent pas du tout : le psychotique, l'autiste, le schizophrène, tous sont prisonniers de l'inconscient familial, du secret, du non-symbolisé. Et pourtant, ils sont tous « au service » de quelque chose qui les dépasse. La différence tient en la capacité d'avoir bâti un Moi suffisamment fort pour ne pas se laisser happer vers l'indifférencié, la maladie mentale.

Et vous ?

Vous arrive-t-il d'adopter le rôle du sauveur ? Où, quand, comment, vis-à-vis de quel type de personne ?

Si c'est le cas, listez tous les bénéfices que vous en retirez, et également de ce qui vous pèse et vous mécontente lorsque vous jouez ce rôle.

Qui d'autre a cette attribution dans votre histoire familiale ? Quels liens avez-vous avec cette personne ?

Comment ce rôle vous sert-il dans la construction de votre projet de vie ou, au contraire, vous empêche-t-il d'y accéder ?

L'abandon

« And when she passed away, I cried and cried all day, alone again, naturally... »
Gilbert O'Sullivan

Chacun de nous réagit à la souffrance à sa façon, en puisant en lui-même ce qui le fait « tenir », ce qui lui permet de continuer à vivre, à espérer, à croire en l'autre, à aimer la vie et à s'aimer lui-même. Tant que notre sécurité fondamentale n'est pas réellement en cause, nous pouvons nous remettre debout, et, après avoir pansé nos blessures, repartir de plus belle. Mais, dans certains cas, la douleur, l'angoisse, la terreur, le vide nous anéantissent, et nous en gardons les traces très profondément, parfois à vie.

Nous pouvons imaginer dans nos arbres généalogiques à quel point les uns et les autres ont été touchés, voire détruits, par l'injustice, la perte ou le deuil. Menacés, aux prises avec l'innommable, ils n'ont eu d'autre choix que de sombrer dans la dépression, l'amnésie, le déni ou la folie.

Perdre quelqu'un est une souffrance qui peut être insoutenable. Combien de femmes et d'hommes ont-ils vécu l'atroce douleur de voir disparaître un enfant ou un conjoint, d'être abandonnés par leur famille, de ne pas être reconnus de leur père, de ne pas être aimés de leur mère, de perdre leurs racines, leur terre natale, parfois toute leur famille… L'abandon est partout dans l'arbre généalogique ; et quand la douleur qu'il engendre ne peut se dire, elle reste en suspens dans la mémoire familiale pour créer des générations de femmes et d'hommes blessés, humiliés, emmurés dans leur désespoir.

Colère rentrée, agressivité vis-à-vis du monde entier, tristesse inconsolable : nous avons tous dans nos histoires familiales un grand-père aigri, une grand-mère autoritaire et injuste qui fait payer ses enfants pour la douleur subie, pour le manque de douceur, de tendresse et de reconnaissance vécus dans sa propre enfance. Le père violent, alcoolique, qui n'a jamais été un « assez bon fils », la mère dépressive, abandonnée elle-même par sa mère à la naissance comme un paquet encombrant… Impossible de donner de l'amour quand on est depuis toujours figé dans le manque et qu'on ne transmet les émotions « qu'en creux » : violence, colère, ressentiment. On fait payer les autres, conjoint, enfants et proches, en s'acharnant contre eux, en les gardant pour soi, en tirant les ficelles de leurs existences pour les manipuler jusqu'au bout.

Le plus douloureux de tous, le plus difficile à comprendre, à accepter et à dépasser est probablement l'abandon vécu en bas âge : ouvrir les yeux et ne plus trouver autour de soi aucun des repères connus a de quoi plonger quelqu'un dans une terreur indicible. Pour un enfant, un bébé de quelques mois incapable de découvrir le monde par lui-même, cette situation provoque un désespoir abyssal. Il est seul au monde, dans un état de dépendance totale, et cela peut le faire basculer dans la folie, le vide, le néant. Quelles sont les traces psychiques causées par l'abandon ? Peut-on s'en remettre, et faire de nouveau confiance à la vie, à l'autre, aux autres, quand le lien primordial s'est rompu si tôt et si vite ?

Que ce soit vécu à travers la perte définitive de la mère ou à cause de sa froideur, de son incapacité à prendre le bébé dans ses bras, à le câliner, à l'embrasser, à lui parler, il se met en place une distance vertigineuse avec la dimension corporelle : la douleur du manque est tellement forte que le corps est oblitéré, oublié, nié pour que l'enfant puisse survivre sans devenir fou.

> Abandonné à deux mois par ses parents chez les grands-parents paternels, après de nombreuses tentatives infructueuses pour se « mettre debout » en tant que sujet, Claude commence un travail intensif de reconstruction intérieure par le biais de la psychogénéalogie.

Autant dire que les blessures sont profondes et difficiles à cicatriser. Pourtant, petit à petit, Claude arrive à faire confiance pour la première fois à un être humain, le thérapeute avec qui il travaille. Il entreprend alors un dialogue avec sa mère, non pour régler ses comptes, mais pour enfin dénoncer ce dont il a été victime. Sa mère lui répond qu'il a eu de la chance : il n'a pas été abandonné « dans une poubelle... ».

En travaillant l'arbre généalogique, pour trouver un sens à cette phrase plus bête que méchante, Claude comprend que sa propre mère ignore tout de la fonction maternelle : elle-même n'a pas été désirée par sa mère, et s'est sentie abandonnée dès la naissance.

Ainsi, cette femme, lorsqu'elle devient mère, répète à l'identique la carence affective dans laquelle elle-même a vécu.

« D'enfant non aimable, il devient un parent non aimable et non aimant. Il reste dans cette expérience interne de ne rien pouvoir réussir, car il n'a pas réussi à gagner ce qui pourtant lui était dû : l'amour de ses parents. Comment être un bon parent quand on a l'expérience de n'avoir été pour ses parents qu'un mauvais enfant ?[1] » (Albert Ciccone.)

Guérir les blessures profondes de l'abandon nécessite un travail thérapeutique approfondi qui permet de recréer un lien assez solide pour se reconstruire, dans sa chair et dans son âme. Mais il est aussi nécessaire de comprendre pourquoi le parent n'a pas pu garder son enfant avec lui, si c'est un choix, et les raisons qui l'ont poussé à disparaître. Les situations d'abandon sont légion dans nos histoires, car, à certaines époques, il était courant d'avoir des enfants dans des situations précaires sans pouvoir les assumer ensuite.

---

1. Ciccone Albert, *op. cit.*

Pour ceux qui viennent après, et qui ont fait les frais de l'abandon paternel ou maternel, le chemin de la reconstruction est long et complexe ; il est toutefois indispensable pour que les souffrances puissent cicatriser enfin. Sans lui, l'enfant devenu adulte sera incapable de nouer des liens avec qui que ce soit, y compris ses propres enfants, pour ne pas prendre le risque de revivre cet enfer.

« Esprit, es-tu là ? » : hantise, fantômes et deuils non faits

Comme l'abandon, la mort est au cœur de nos arbres généalogiques. Naturelle ou accidentelle, violente, injuste : elle frappe, décime, à tout âge, en tous lieux, sans raison, sans cause, parfois dans un déferlement aveugle, bras vengeur d'un tyran quelconque. Hommes jeunes disparus à la guerre, innocents fauchés dans la fleur de l'âge, sacrifiant leur vie à une cause sans avoir le choix, laissant des parents meurtris, des épouses inconsolables, et des enfants sans père ; femmes mortes en donnant la vie, enfants décédés à la naissance, peuples et races exterminés sans scrupule : la vie humaine ne tient qu'à un fil.

Tout cela nous semble bien lointain de nos jours, mais nos arbres généalogiques continuent à porter les cicatrices de ces disparitions accidentelles, de ces maris trop tôt disparus, de ces fils sacrifiés, de tous ceux qui n'ont pas eu la chance de vivre jusqu'à un âge avancé et ont quitté la vie trop jeunes, ou dans des souffrances insupportables : l'horreur de la guerre, la privation, la pauvreté, l'exil… Nous sommes les dépositaires d'une longue chaîne de malheurs, dont nous sommes à peine sortis, et certainement pas guéris.

Comment réagit-on face à ces deuils ? La mort est souvent l'objet d'un déni dans notre société. Il n'est pas rare qu'on la traite avec une sorte d'évitement, mélange de crainte, de distance et de froideur, et qu'on la mette à l'écart, le plus loin possible. Aucune émotion, aucune parole : « On reste digne… » On cherche à occulter une douleur dont on ne sait que faire, débordés par des sentiments indicibles, insoutenables : le traumatisme, la mort accidentelle, le suicide ou toute autre cause de mort non naturelle sont bannis du discours familial, comme pour nier la réalité. Ainsi naît le « secret de famille »…

Mickaël est un quinquagénaire drôle, sympathique, bon vivant. Attiré par les philosophies orientales, la nature, mais en même temps très ancré dans sa profession de chef d'entreprise, il vient en consultation à cause de visions d'effondrement : il a l'impression qu'il va tout perdre et se retrouver anéanti. Ce sentiment n'est pas nouveau pour lui : il se répète tous les dix ans, avec de plus en plus d'intensité.

Cette fois, il envisage de quitter sa femme, de donner la totalité de son argent à un ami et de se déclarer en faillite, ne serait-ce que pour anticiper cette impression de fatalité inéluctable. Qu'est-ce qui pousse Mickaël à mettre ainsi sa vie en danger, tous les dix ans, comme pour rappeler ou réparer quelque chose ?

Ce questionnement le mène à la découverte de la mort tragique d'un grand-oncle, au cours de la Première Guerre mondiale. La famille ne s'est jamais remise de cette mort sans sépulture, qui continue à la hanter.

À partir de cette prise de conscience, Mickaël peut enfin contribuer à faire le deuil de cet ancêtre, dont il rejoue symboliquement la disparition à chaque décennie.

La psychogénéalogie parle de « fantôme[1] » pour désigner un cas de deuil non fait, soit que le corps ait disparu, soit que la mort ait suscité une trop grande souffrance, un choc paralysant, un sentiment d'injustice inacceptable. Ce « fantôme » (concept élaboré par Nicolas Abraham et Maria Torok[2]) est une énergie du passé qui continue à s'inscrire dans le présent sous la forme d'une représentation psychique inconsciente.

Le grand-oncle de Mickaël est encore présent, sous une forme invisible, dans ce phénomène d'autodestruction qu'il répète avec acharnement, rituel destiné à honorer la mémoire du défunt, et qui le met en danger de « mort symbolique ». Mickaël est porteur du fantôme de cet ancêtre décédé à la guerre, dont personne n'a pu

---

1. « Le fantôme est une absence de représentation, un trou dans les mots, une défaillance des paroles de nos parents sur la sexualité et la mort, telles qu'eux-mêmes – ou leurs ancêtres ! – ont eu à les assumer » Canault Nina, *op. cit.*
    Pour la psychanalyste Luce Janin-Devillars, le fantôme est « un mort sans sépulture, un trépassé dont le deuil se poursuit à travers le temps. Son corps physique, quand il ne s'est pas complètement évaporé (enfants disparus, soldats "effacés" au champ de bataille), a beau être enseveli, il n'en subsiste pas moins une trace qui mène une sorte de vie occulte et autonome. » *Ces morts qui vivent en nous*, Fayard, 2005.
    Théorisée par de nombreux psychanalystes (Abraham et Torok, Claude Nachin, Didier Dumas, Haydée Faimberg, etc.), la notion de « fantôme » est un des concepts clés de l'analyse transgénérationnelle. Il nécessite une grande connaissance des mécanismes psychiques inconscients pour ne pas être interprété à tort et à travers : la tendance actuelle à trouver des « fantômes » un peu partout dans l'arbre relève parfois plus d'une approche basée sur la toute-puissance et le mercantilisme, qui, s'appuyant sur une certaine forme de pensée magique et de simplification à outrance, jouent avec des notions extrêmement complexes, que seuls peuvent manier des spécialistes ayant eux-mêmes élaboré leur propre histoire suffisamment en profondeur.
2. Abraham Nicolas et Torok Maria, *L'écorce et le noyau*, Points Flammarion, 1996.

146

faire le deuil, et qui revient sous la forme d'un comportement morbide et compulsif.

Les « blancs » laissés dans la vie émotionnelle de la famille ne peuvent que ressurgir comme autant de symptômes, de comportements inexpliqués où quelqu'un d'autre est chargé de faire revivre la personne disparue. Ces « fantômes » renvoient tous au manque de place pour la manifestation du deuil, au manque de contact avec l'émotion que celui-ci a suscité, et qui, loin de se dissoudre, a continué à envahir la psyché familiale de façon invisible, souterraine, comme un mal « honteux » dont on nie l'existence, tapi dans l'ombre et qui menace la vie à tout moment.

Parler du mort, et des sentiments et sensations éprouvés à cause de son absence est fondamental pour que la vie puisse de nouveau reprendre sa place, et que le travail du deuil opère sa lente cicatrisation.

Les secrets

> « Le secret n'existe que pour être un jour révélé, pour nous obliger
> à éclairer la part d'obscurité qui nous est transmise. »
>
> F. Vigouroux[1]

« J'ai tout en double : deux hommes, deux métiers dans deux villes différentes... Je fais la navette entre Paris et une ville du Sud de la France. J'achète toujours tout par deux. Je suis dédoublée, perdue au cœur d'un labyrinthe où je ne me reconnais pas. Je ne suis jamais vraiment moi-même. Écartelée

---

1. Vigouroux François, *Le secret de famille*, PUF, 1998.

147

entre une vie et une autre, je ne suis jamais au centre. Qu'est-ce qui m'arrive ? Est-ce que je suis folle ? »

Valentine s'interroge sur une situation qui, loin de lui convenir, la rend malheureuse et la tourmente.

« Qui a deux femmes perd son âme, qui a deux maisons perd la raison. » : Valentine se souvient avoir eu, en lisant ce proverbe, une réaction d'une intensité hors de proportion, comme si elle venait de trouver la clé de l'énigme...

Elle découvre à quarante ans le secret de son grand-père paternel, qui menait une double vie : le week-end, père de famille modèle dans une petite ville de province, cet homme passait la semaine à Paris avec une autre femme ; il semble avoir mené cette vie de mensonge dans une quiétude absolue, sans le moindre remords pendant plus de quarante ans, jusqu'à la mort de sa femme légitime.

La répétition du dédoublement permet à Valentine d'élucider ce secret et de sortir de cette compulsion qui, jusque-là, l'entraînait de force dans des situations inextricables qui menaçaient son sentiment d'unicité et son équilibre psychique.

La fonction du secret

Un monde sans secret est inimaginable : le secret permet à chacun de protéger son intimité, et de ne dévoiler sa nature profonde que dans des circonstances bien précises, en fonction de son interlocuteur. Personne ne peut tout dire sur tout, et surtout pas à tout le monde ! Garder le silence sur ce que nous ressentons témoigne d'une certaine relation à nous-mêmes dont nous sommes les seuls à avoir les clés. Certaines personnes sont plus « secrètes » que d'autres : cela ne fait qu'exprimer leur façon personnelle de poser leurs limites. Notre vie privée ne regarde que nous, et le secret est un droit inaliénable. Mais, comme le dit Serge Tisseron, « il cesse d'être un fait normal et devient un fait pathologique lorsque nous cessons d'être son "gardien" pour devenir son "prisonnier"[1] ».

Les histoires de famille recèlent des secrets de toutes sortes, plus ou moins importants ; certains sont inoffensifs, d'autres suffisamment toxiques pour déclencher des pathologies graves chez les descendants : psychose, schizophrénie, comportements suicidaires… Nous évoquons ici le manque de parole ayant des effets pathogènes, et non le secret qui nous protège à juste titre de l'intrusion et de l'envahissement.

Comment fonctionne le secret ? Nous avons pu évoquer les mécanismes qui président à sa formation, au chapitre précédent. Ajoutons que sa fonction est avant tout de protéger. Ainsi, pour sauvegarder sa réputation, on préférera raconter qu'une aïeule s'est noyée plutôt que d'avouer qu'elle s'est simplement enfuie avec un homme. De la même façon, des parents peuvent souhaiter cacher « pour leur bien » une situation précaire ou honteuse à leurs enfants : un père licencié parce qu'il volait dans la caisse cherchera à tout prix une autre explication au fait de rentrer tôt du travail, afin que ses enfants gardent une bonne image de lui. Ainsi, tout ce qui de près ou de loin serait susceptible de ternir l'image d'une honnête et respectable famille est soigneusement escamoté et s'évanouit dans la nature… tout au moins en apparence.

---

1. Tisseron Serge, *Secrets de famille, mode d'emploi*, Marabout, 1997.

Serge Tisseron, psychanalyste, et auteur de plusieurs ouvrages sur le sujet, explique très bien les dynamiques psychologiques liées au secret de famille. Celui-ci envahit l'atmosphère familiale, qui devient *toxique.* En effet, « même lorsque les adultes dissimulent quelque chose à un enfant, celui-ci le pressent, car le secret ne se communique pas seulement avec des mots[1] ».

Effectivement, tout comme nous sommes souvent capables de savoir qu'on nous ment (par des attitudes, des gestes ou des intonations), l'enfant exposé au secret perçoit que la réalité est autre que ce qu'on lui en dit. Que doit-il penser ? Pourquoi lui ment-on ? Quelle horrible chose lui cache-t-on puisque même ses propres parents ne peuvent lui en parler ? Toutes ces questions ne trouvent aucune réponse. Il sait qu'il sait quelque chose dont il sait qu'il ne devrait pas le savoir ! Il ne lui reste plus qu'à se taire et à faire très attention à ne jamais évoquer le sujet. C'est le paradoxe du secret : on n'en parle pas, mais il est tout le temps présent, dans la manière dont chacun s'organise en permanence pour ne pas le laisser filtrer. Le réel devient dangereusement flou et confus : si les choses ne sont pas ce qu'elles sont, que sont-elles vraiment ?

Faut-il toujours révéler les secrets ?

Tous les secrets ne sont pas dangereux, et n'ont pas le même impact sur la famille et les individus. On peut imaginer que la liaison extra-conjugale cachée d'un grand-oncle aura moins d'impact sur les descendants qu'un mensonge autour de la conception d'un enfant.

---

1. *Ibid.*

Cependant, chaque cas est particulier et il convient d'être prudent à ce sujet.

Le discernement est nécessaire en ce qui concerne la révélation des secrets : celle-ci peut s'avérer non seulement tout à fait inutile, mais néfaste. Aussi, méfions-nous du climat actuel qui prône la levée des secrets de famille à n'importe quel prix. En effet, ceux-ci sont liés à des dynamiques transgénérationnelles complexes, et les révéler à tort et à travers peut engendrer des répercussions dévastatrices. Mesure et prudence face à cette problématique ne sont jamais superflues.

D'où vient le secret ?

Le secret se constitue le plus souvent à partir des situations suivantes :

- la violation de la loi : crime, vol, escroqueries, etc.
- la filiation : c'est le cas où l'un des parents n'est pas réellement le parent biologique et que l'enfant ne le sait pas ;
- tout événement ou situation ayant pu générer un sentiment de honte, personnelle ou collective : faillites, viols, incestes, maladies sexuellement transmissibles, relations extraconjugales, pertes financières dues au jeu, suicides, maladies mentales, internements, conception d'un enfant avant le mariage…
- tout événement ou situation ayant pu générer une souffrance trop douloureuse pour pouvoir être évoquée : deuils d'enfants, exils, accidents, etc.

Évidemment, ce qui fait honte au point d'être mis au rebut de la psyché familiale dépend de l'époque, du contexte socioculturel et des valeurs dominantes de la famille. On n'a plus aujourd'hui le même regard sur certains comportements sexuels ou catastrophes financières, qu'on traitera avec moins de mépris qu'à une certaine époque. Mais dans toutes les familles, il y a toujours « quelqu'un » ou quelque chose qui dérange…

Qu'est-ce qui permet au secret de se développer ?

Quel est le contexte « idéal » au développement du secret ? On pense en particulier à :

- l'obsession du « qu'en dira-t-on », qui oblige à cacher tout ce qui n'est pas conforme à un certain idéal ;
- l'allégeance à certains mythes (« être comme il faut ») ;
- la discrimination, le manque de tolérance vis-à-vis de certains (homosexuels, etc.) ;
- l'hypocrisie, la tendance à juger, à critiquer, à exclure ;
- le manque de communication ;
- l'époque et les conditions sociales.

Une fois installé, le secret dit « pathogène » va évoluer et devenir de plus en plus dangereux dans l'inconscient familial. Dans la première génération, quelqu'un cache aux autres un événement, tout en hésitant à le révéler. C'est ce qu'on appelle « l'indicible ». Au cours de la deuxième génération, les enfants porteurs du secret du parent peuvent avoir des troubles d'apprentissage. On est dans la dimension de « l'innommable » : on ne peut plus rattacher le secret à aucune représentation verbale. La troisième génération est celle de l'impensable :

« L'enfant, puis l'adulte qu'il devient, peut percevoir en lui-même des sensations, des émotions, des potentialités d'action ou des images qui lui paraissent

"bizarres" et qu'il lui est impossible d'expliquer par sa vie psychique propre ou son histoire familiale. Les troubles auxquels ces personnes sont exposées sont beaucoup plus sévères qu'à la génération précédente : troubles psychotiques, de formes graves de débilité et de diverses formes de délinquance ou de toxicomanie...[1] » (S. Tisseron.)

Comment le repérer ?

Le propre du secret est de vouloir le rester : tout élément y touchant de près ou de loin est mis en quarantaine. Ce peut-être un sujet tabou que l'on évite à tout prix, une activité, un lieu, n'importe quoi ayant un lien avec l'événement autour duquel le secret s'est cristallisé. Dans l'exemple cité plus haut, si un père veut garder pour lui le fait qu'il s'est fait licencier pour avoir volé son patron, il risque fort de construire autour des sujets concernés (l'argent, le travail) une barrière qui les rend inaccessibles : parler d'argent ou de la vie professionnelle va devenir progressivement impossible. Des stratégies plus ou moins subtiles se mettent en place pour s'éloigner du sujet lorsque par hasard quelqu'un s'en approche : allumer la télévision, couper la parole à son interlocuteur, se lever de table en pleine conversation, changer de sujet, faire diversion... Tout cela devient vite automatique et totalement hors de contrôle. Chacun des membres de la famille va petit à petit entrer dans cet univers très codifié, et participer au phénomène en tournant soigneusement autour du secret, sans jamais dévoiler sa présence.

---

1. *Ibid.*

Pour le repérer, il est donc très utile de traquer tout ce dont on n'ose pas parler, tout ce qu'on n'évoque jamais, ce qu'on cherche à éloigner de la famille comme la peste. Des détails apparemment *anodins* de la vie quotidienne ou des fantasmes incompréhensibles surgissant de nulle part peuvent mettre sur la voie d'un traumatisme beaucoup plus ancien.

Sophie me consulte pour un symptôme qui lui fait très peur : quand elle fait le ménage, elle se trouve aux prises avec une idée fixe : avaler le produit de nettoyage. Heureusement, elle ne passe pas à l'acte ; mais, le fait même d'avoir ce fantasme la glace d'effroi. Son travail sur l'arbre généalogique nous amène à imaginer qu'il a pu y avoir quelque part dans son histoire familiale une personne victime d'abus sexuel oraux jamais dénoncés. Le produit de nettoyage est symbole à la fois de la violence subie et de la volonté de laver la tâche, l'impureté dont elle est porteuse, inconsciemment. Même si elle ne peut recueillir des témoignages entérinant cette hypothèse, faire de tels liens a suffi pour réduire considérablement ses angoisses, car son symptôme a pris du sens.

Il n'est pas toujours possible d'établir les faits autour desquels le secret s'est construit. Cependant, le plus important pour la personne qui consulte est de parler de sa vision des choses, et d'imaginer ce qui a pu se passer dans son histoire familiale, afin d'intégrer son symptôme ou sa souffrance dans une continuité qui ait du sens à ses yeux. Le fantasme n'est jamais complètement en dehors de la réalité, car l'imaginaire se fonde sur l'inconscient ; et celui-ci sait bien des choses… À travers le dessin, l'imagination active, le rêve, l'exploration de l'inconscient peut nous guider au cœur même de l'histoire.

154

Et n'oublions pas : « Même si elles se donnent des allures de roman policier, les histoires de secret de famille ne s'épuisent pas avec la découverte du délit et des coupables[1]. » (F. Vigouroux.)

Les amours inaccessibles

Richard est désespéré : il a divorcé il y a cinq ans et, depuis, il n'a pas eu de relation avec une femme. Le doute commence à s'installer en lui quant à ses chances de rencontrer quelqu'un, au point qu'il a d'ailleurs presque renoncé à cette perspective. Au cours d'une séance de travail, il remonte jusqu'à son arrière-grand-père qui a perdu sa femme très jeune, et ne s'est jamais réellement remis de ce deuil. Certes, il a épousé une autre femme par « nécessité » (!) ; mais, inconsolable, il a toujours vécu dans le souvenir momifié de son premier amour trop tôt disparu.

Richard commence à prendre conscience qu'il se met à la place de cet homme en continuant à porter son chagrin, et surtout en s'interdisant d'être heureux avec une autre femme.

Le statut de fiancé(e) disparu(e), jeune ou de façon injuste, accidentelle, laisse l'autre aux prises avec un chagrin dans lequel il reste très souvent enfermé sous peine d'être coupable d'oublier, de trahir ce premier grand amour… Comment recommencer sa vie après ? Comment oser être heureux, éprouver du plaisir, célébrer le corps d'une autre femme, d'un autre homme ? Comment retrouver une intimité partagée, des sensations, des émotions, et une vie sexuelle après la mort d'un être aimé ? Même si l'envie s'en fait sentir, la tentation est grande de se réfugier dans un *no man's land* d'où toute

---

1. Vigouroux François, *op. cit.*

vie est absente, et où désir et fantaisie sont résolument bannis. On peut se remarier, certes, mais sans manifestation ostentatoire de bonheur ou d'amour. On reste sobre et on porte le deuil intérieurement, pour toujours. Parfois même, on « disparaît » progressivement du monde des vivants.

Pour les descendants, ce climat de possession figée qui arrête toute transmission de la vie et du bonheur entraînera des difficultés à être heureux en couple, comme s'il s'agissait avant tout de prouver sa fidélité à la personne disparue, et surtout au malheur et à la souffrance de celui qui est resté seul. Aimer, c'est souffrir : on choisira donc soigneusement des partenaires inaccessibles, ou on attendra en vain le prince charmant…

Quand l'arbre perd ses racines

Tous ces gens fraîchement débarqués d'un train, d'un bateau venant de loin, d'une terre abandonnée parfois à la hâte, des rires et des attaches laissés là-bas, dans un brouhaha qui s'éloigne et n'existera bientôt plus que dans un souvenir… Il a fallu se fondre dans la masse, apprendre une nouvelle langue, replanter d'autres racines, et repartir à zéro. Pour beaucoup, ce fut une solution presque miraculeuse, pour échapper à des massacres, ou autres mouvements de l'Histoire.

L'exil est très rarement ressenti par la génération qui quitte sa terre natale. Ses effets commencent à se manifester au niveau des petits-enfants, souvent établis dans le pays d'accueil, qui éprouvent alors une espèce de flottement mêlé de détachement lointain, comme s'ils étaient en permanence ailleurs, incapables de s'enraciner de nouveau quelque part.

Parfois, les histoires d'exil sont liées à de réelles tragédies. Peuples exterminés, chassés, survivants de la Shoah, de certains génocides, réfugiés politiques… La liste est longue. Depuis des siècles, l'horreur ne faiblit pas. Nombreux sont ceux qui, dans leurs arbres généalogiques, comptent des ancêtres qui ont quitté leur pays d'origine pour pouvoir rester en vie. Parmi eux, certains ont raconté leur histoire. Pour d'autres, la peine est trop lourde pour pouvoir se dire, et on est resté dans le mutisme ou le déni. Comment parler de l'impensable, de l'atrocité, de la torture ?

Or, comme toujours, le traumatisme ne disparaît pas, bien au contraire. Les héritiers des populations persécutées et exilées (comme ceux des bourreaux) sont aux prises avec la mémoire collective, et ne peuvent s'en débarrasser. Le XXe siècle et son ombre continuent à résonner dans les rêves des uns et des autres, deux, trois générations après, bien que ces gens n'aient jamais assisté à aucune scène, ni même parfois entendu parler de ce qui s'est passé : c'est le cas notamment de petits-enfants qui revivent des situations vécues par leurs ancêtres pendant les guerres mondiales dans des cauchemars d'une précision terrifiante.

Une fois encore, c'est la parole qui sauve, qui délivre, qui prend le relais pour dire l'indicible, pour essayer d'apprivoiser l'épouvante, pour enfin mettre le passé à sa place sans continuer à lui payer un lourd tribut.

Éva souffre de troubles bizarres, qu'aucun médecin ne peut faire disparaître : il s'agit de sensations de disparition d'une partie de son corps, à droite ou à gauche, sans aucune paralysie. Bien qu'étiquetée « psychologique » et sans danger réel, cette souffrance lui cause beaucoup d'angoisse.

Éva dessine fréquemment des corps en morceaux, jonchant le sol, bras et jambes éparpillés dans un chaos effrayant. Elle fait aussi de curieux rêves, où des pères mangent des fils. En creusant son histoire familiale, nous trouvons un début d'explication à ces images : les grands-parents d'Éva, d'origine ukrainienne, ont échappé de justesse à la grande famine orchestrée par Staline dans les années trente, où l'Ukraine a été affamée sous l'œil indifférent des pays occidentaux.

Or, en période de famine, il peut arriver que des humains pratiquent le cannibalisme pour survivre. Cette transgression d'un interdit fondamental ne peut pas rester sans répercussion pour les générations qui suivent. Le fait de relier ses rêves, ses dessins et son ressenti corporel à l'histoire réelle d'un peuple permet à Éva de comprendre qu'elle n'est pas folle, et qu'elle a probablement mis le doigt sur une période extrêmement sombre de son histoire familiale, dont personne ne lui a jamais parlé.

Lorsque des événements d'une extrême violence ont eu lieu, connaître les faits historiques du passé de nos ancêtres peut se révéler décisif pour prendre la mesure du traumatisme. Ainsi, le mot « génocide » n'est jamais qu'un mot. Il résume des faits, mais peut aussi les banaliser : tant qu'on n'a pas pris contact avec l'émotion due à l'effondrement intérieur, la perte de repères, le basculement dans l'effroyable que cela a pu susciter pour des êtres humains, la douleur ne peut pas être remise dans le passé, et continue à se matérialiser dans le corps et l'âme des descendants, comme une plainte qui ne peut s'éteindre…

Qu'est-ce qui peut résulter de cette prise de conscience du passé ? Pour Éva, par exemple, il s'agit de témoigner de ce qui a eu lieu, de s'approprier son histoire en étant reliée aux victimes d'un drame atroce, tout en leur survivant. Elle peut enfin témoigner de ses origines, les honorer comme des parties irréductibles d'elle-même : aucun tyran, aucune guerre, si meurtrière soit-elle, ne pourra jamais anéantir la trace de cette appartenance que l'on porte en soi pour toujours.

Reprendre contact avec ses racines, faire revivre la mémoire de ces peuples dans une célébration de ses coutumes, à travers la musique, la cuisine et les choses simples de la vie, permet de se relier à une identité collective, dont on ne peut se couper sans risque pour soi et ses descendants. A-t-on déjà vu un arbre sans racines continuer à grandir ?

★

★★★

Quelles qu'en soient les causes, la souffrance tisse un véritable réseau dans l'arbre généalogique. Suivre pas à pas ce réseau d'une grande complexité permet de comprendre l'origine de bien des répétitions, des échecs et des névroses. Repérer où la transmission s'est arrêtée, et comment s'est organisée la « résistance » face aux traumatismes de toute nature, ainsi que son cheminement précis dans l'histoire des uns et des autres, nous aide à éclairer nos lieux d'attachement inconscients, pour nous en détacher définitivement.

« Hors-la-loi »

Tout groupement humain nécessite l'existence de lois ; elles seules permettent aux individus de vivre ensemble hors du chaos, et de créer des liens dans un espace protégé délimité par des interdits fondamentaux, que chaque membre du groupe est tenu de respecter. Ainsi s'organise la vie en communauté avec ses règles et ses limites. Que l'on se place du point de vue anthropologique, psychanalytique, ou encore sociologique, la loi garantit la protection de l'être humain.

Quel que soit le domaine auquel on se réfère, rien ne peut fonctionner sans elle. Or, dans la famille, la loi est basée avant tout sur la reconnaissance d'une part de la succession des générations et la différence des sexes, et d'autre part de trois interdits majeurs : inceste, meurtre et cannibalisme. Concrètement, ces principes se traduisent par l'impossibilité d'anéantir l'autre, de violer son espace psychique ou physique, et de s'approprier son existence.

Il s'agit de prendre conscience de cette loi qui structure l'arbre généalogique et la transmission, parce que c'est ce qui constitue notre repère fondamental ; elle nous permet de comprendre dans quelle organisation psychique on se situe et quelle forme particulière cette structure généalogique a pris dans notre famille[1].

Car qui dit loi, dit aussi transgression. Il existe bien des situations où l'on est « hors-la-loi » dans la famille, c'est-à-dire qu'on ne respecte plus cet espace fondamental où chacun décide pour et par lui-même des choix qui le concernent. Dans un tel contexte, c'est la structure même de l'arbre généalogique qui est défaillante. Or, qui est chargé de faire respecter cette loi ? Que se passe-t-il quand on la transgresse ? De quelle manière le fait-on le plus souvent, et quelles en sont les conséquences ?

L'absence de limites

Parmi les manifestations les plus usuelles de ce phénomène, nous allons examiner ce qui se joue autour de la notion « d'espace privé », quand les limites de cet espace ne sont pas respectées, quand la distance nécessaire entre les membres de la famille n'existe plus, et que l'on s'approprie l'autre comme une extension de soi.

Quelle famille heureuse ! Depuis qu'elle est née, Cécile n'a connu que du bonheur avec les siens, bonheur partagé et entretenu par de nombreuses réunions avec ses parents, les membres de sa fratrie, leurs conjoints et leurs

1. Lire à ce sujet l'article d'Andrée Herbin « Éthique de la relation dans l'arbre familial », in *Actua Psy*, n° 124.

enfants. L'été, tout le monde se retrouve dans une ambiance festive, et cha-cun se sent fier de ces liens inaltérables, profonds, inconditionnels. Tout le monde participe de près à la vie des uns et des autres, et les parents encou-ragent depuis toujours la communication entre tous les membres de la famille : on se dit tout, et chacun est au courant de ce qui se passe partout. Personne ne s'en plaint, d'ailleurs, sauf de temps en temps les « pièces rapportées », mais on ne leur donne pas voix au chapitre, car elles ne font pas réellement partie de la famille.

Un jour, Cécile décide de partir seule en vacances, dans un pays étranger... et déclenche un drame : lorsqu'elle apprend la nouvelle au cours d'un repas de famille, sa mère fait un scandale ; son père, lui, exprime son désaccord en faisant un malaise cardiaque. Les frères et sœurs sont sur la brèche et donnent chacun leur avis sur le voyage de Cécile et sa « défection ». Bref, les choses se gâtent, et la jolie carte postale n'existe plus. Voyant à quel point elle gâte l'ambiance, Cécile annule son départ, et décide de suivre l'avis général, comme d'habitude. Et tout rentre dans l'ordre, miraculeusement...

« Toi c'est moi, et moi c'est toi. » Voilà le climat familial dans lequel vit Cécile depuis toujours. Chez eux, « la porte est ouverte » et « on se dit tout » ; autrement dit, l'intimité, la séparation, l'altérité n'ont pas droit de cité. Certes, cela peut être rassurant de voir que la parole circule, mais de quelle parole s'agit-t-il, lorsqu'elle devient obli-gatoire ? Qui décide qu'il faut « tout se dire », et garder ce contact fusionnel à tout prix ? Comment fait celui qui éprouve le besoin de s'isoler ?

En général, dans une famille de ce type, il est impossible de prendre de la distance, sans se sentir coupable : « Ne pas téléphoner à Maman tous les jours ? Elle ne s'en remettrait pas, elle qui est si seule... »

Aussi devons-nous fidélité à nos parents et nos proches : nous continuons coûte que coûte à faire ce qu'ils attendent de nous, en nous trahissant parfois et en oubliant souvent nos propres désirs et nos aspirations : en faisant passer l'autre avant tout, on s'assure la tranquillité et, surtout, l'absence de culpabilité. Combien de « bonnes petites filles » ou de « bon petits garçons » se font ainsi violence, jusqu'à un âge avancé…

L'absence de limites se pare volontiers de masques multiples, au point qu'on peut la confondre avec l'amour, l'empathie, la bienveillance : c'est la belle-fille qui laisse régulièrement ses enfants chez ses beaux-parents détestés, pour faire plaisir à son mari, la mère qui refuse « pour son bien » que sa fille divorce, se marie, porte des jupes, parte en vacances, se coupe les cheveux… Asservi, l'enfant ne sert qu'à combler les besoins d'un parent narcissique, et toute tentative de séparation est sévèrement réprouvée. Chacun doit entretenir le lien avec les autres, au détriment de ses besoins d'intimité. Ce système, lorsqu'il est poussé à l'extrême, est porteur d'une grande violence car il empêche tout espace personnel, psychique et physique, et culpabilise celui qui cherche à en sortir et à prendre sa liberté.

Rappelons que nous ne parlons pas ici des moments tout à fait légitimes où l'on redevient petit enfant, où l'on a envie de câlins, de réconfort, de tendresse, d'amour, d'affection. Tout cela fait partie de la vie d'adulte, et chaque être humain en a un besoin fondamental. Ce qui est réellement pathologique, c'est quand la distance est fustigée, interdite, quand l'enfant, même adulte, ne peut pas « prendre le large », partir en vacances, choisir un partenaire, divorcer, changer de métier… sans entendre le discours parental, moralisateur ou critique qui enjoint de ne pas bouger, pour laisser encore et toujours au père ou à la mère l'illusion de leur toute-puissance, dernier rempart face au gouffre qui les habite.

Ce type de famille « fusionnelle » fonctionne souvent en réaction à d'anciens traumatismes d'exil ou d'arrachement, cherchant à se préserver pour toujours du changement, de l'éloignement, de la solitude et des peurs que tout cela engendre. Elle fait tout pour maintenir la pérennité des liens, au détriment des véritables sentiments qui n'ont plus le droit de cité : elle ne forme plus qu'un seul et même grand organisme, où chacun est convié à entretenir ce qui rassemble et à oublier tout qui sépare, différencie ou tend vers l'individuation.

Les couples incestuels

« Mon fils, c'est l'homme de ma vie » disait un jour une actrice américaine très connue. La tâche dudit fils pour être à la hauteur risque d'être ardue…

Quoi de plus naturel qu'un père qui « craque » devant sa fille ou une mère devant son petit garçon ? L'admiration et l'amour que les parents portent à leurs enfants sont légitimes, et aident ceux-ci à se construire. Grâce à la confiance réciproque dont ils font l'expérience, ils se sentiront en sécurité pour aller vivre leur vie ailleurs, à l'extérieur de la famille. Or, les liens qui se créent entre parents et enfants peuvent parfois, et toujours sous couvert de l'amour et de l'affection, donner lieu à des sentiments plus ambigus, empreints de possessivité. C'est le père qui refuse de « donner » sa fille à un

165

autre homme, la mère qui garde son fils ou sa fille pour elle… Nombreux sont les exemples où l'enfant est mis à une place qui s'apparente plus à celle d'un conjoint que du fils ou de la fille. Il est là simplement pour combler un vide affectif de la mère ou du père. Grandir, s'éloigner, vivre par et pour soi, quelle impudence ! La jalousie du parent vis-à-vis du conjoint est d'ailleurs souvent révélatrice de cette emprise : « Ton mari/ta femme n'est pas assez bien pour toi… »

No man's land

Annie vit avec sa mère, et sa grand-mère maternelle. Douée d'une nature hypersensible et fine, elle souffre de troubles maniaco-dépressifs depuis qu'elle a commencé une relation avec un jeune homme. Curieusement, Annie vient d'une lignée où l'homme est totalement absent : le grand-père maternel est mort très jeune, et le père d'Annie a été « congédié » suite à une aventure sentimentale avec une autre femme. « C'est un monstre » ont décidé en chœur la mère et la grand-mère. D'ailleurs, Annie pour effacer toute trace de son père, s'est même décidée à changer de nom et à prendre le nom de famille de son grand-père maternel. Tout va bien, il n'y a plus que des femmes ; et Annie est instamment priée de continuer dans la même veine, à ignorer que les hommes ont le droit d'exister, et qu'ils peuvent même participer à son bonheur.

Ce genre de situation est plus fréquent qu'on ne le pense. Le fantasme qui consiste à éliminer l'homme pour ne rester qu'entre femmes dans la généalogie, comme si on se reproduisait de mère en fille, est très répandu, même s'il n'entraîne pas toujours la disparition physique de l'homme. L'enfant qui naît au sein de cette toute-puissance du maternel ne peut que rester prisonnier de cet univers, en y sacrifiant son autonomie, même s'il arrive, plus tard, à fonder un semblant de couple. Une partie de son psychisme reste sous l'emprise de la mère.

Concrètement, cela se traduit par l'impossibilité de se séparer physiquement et affectivement. Certains restent dans le même quartier que leur mère, d'autres habitent sous le même toit. À ce manque de distance peuvent s'ajouter des interdits plus ou moins conscients, mais qui ont toujours le même but : réaffirmer haut et fort que la mère est toute-puissante, et que c'est elle qui commande. Au cœur de cet étrange ballet, point n'est besoin pour la mère d'élever la voix : tout est orchestré depuis le début pour que ses enfants lui appartiennent corps et âme, jusqu'à la disparition même de la différence des sexes et des générations.

« Ma fille, mon amour »

Jean-Louis, cadre dans l'assurance, vit une relation de couple tendue, notamment parce que sa femme refuse tout rapport sexuel. Il sort régulièrement avec sa fille ; dans ces occasions, cette très jolie adolescente s'habille de tenues extrêmement suggestives, et cela avec un détachement appuyé, comme s'il était banal de se promener ainsi vêtue au bras de son père.

À la fierté paternelle toute légitime de Jean-Louis se mélange une dimension érotique équivoque qui imprègne chacun de leurs gestes et de leurs regards l'un vers l'autre.

Jean-Louis a perdu sa mère à la naissance. Élevé par son père, il n'a pas eu autour de lui de représentation de couple, et n'a même pas pu rencontrer sa mère dans le discours de son père qui l'a complètement occultée : en fait,

> c'est encore un bébé, au niveau affectif, et la fonction paternelle lui est totalement étrangère. Il fait jouer à sa fille deux rôles à la fois : la mère idéale qu'il n'a pas eue, et la femme de sa vie. Pour sa fille, qui supplante ainsi sa mère, la situation est sans doute délicieuse, mais profondément dangereuse et tronquée : comment ce rapport lui permettrait-t-il d'aller à la rencontre d'un autre homme, à l'extérieur, et comment cet homme pourrait-il arriver à la cheville d'un père dont elle a fait son unique objet de désir ?

Le « flirt » entre parent et enfant déguisé en général sous les traits d'une complicité un peu trop poussée, fait parfois sourire ; il n'en est pas moins extrêmement dommageable, car il brouille les limites de la relation. Le passage à l'acte, s'il n'est pas forcément réel, est rendu possible. On est toujours « au bord » de l'incestueux sans y être vraiment : on appelle « incestuel » cette tendance à gommer la différence entre les générations, comme si elles pouvaient se substituer l'une à l'autre.

Bien sûr, la séduction fait partie des relations humaines, et donc de la relation parent/enfant. Trouver l'autre beau ou belle, en être fier, l'admirer, l'imaginer même, dans des situations à caractère sexuel, rien de plus humain. Le nier serait faire preuve d'une hypocrisie hors de propos. Ce qui est interdit, c'est de laisser se constituer ce climat où le passage à l'acte flotte comme une possibilité : c'est au père ou à la mère de poser clairement des limites, et avant tout en eux-mêmes pour qu'elles soient perceptibles à l'extérieur. Et c'est au partenaire de nommer ce père ou cette mère comme son homme, sa femme, au lieu de se faire complice de ce qui, au fond, lui permet de se décharger de sa vie sexuelle sur un « conjoint de remplacement ».

168

On n'est jamais seul au monde avec son père ou sa mère. Cette façon de faire alliance avec un autre de la famille contre le monde entier traduit un déséquilibre profond de la triangulation, où le couple parental n'existe plus symboliquement, et où parents et enfants se retrouvent dans un univers dont les règles sont floues. Si tout est permis, si la différence des générations n'existe plus, la loi de l'interdit de l'inceste disparaît, laissant la place à l'indifférencié et à l'absence de repères qui, poussée à l'extrême, peut conduire à la folie.

« Enfant de personne »

« Je suis de nulle part… » Voilà ce que Françoise lance au cours d'un entretien. « Où est ma véritable place ? Je ne sais même pas où sont mes racines. Je peux aller partout, mais je ne me sens jamais chez moi. » Ce jour-là, Françoise inscrit pour la première fois sur son arbre généalogique la mère de son arrière-grand-mère dont on lui a dit qu'elle était une enfant « trouvée ». Ainsi, à l'origine de sa branche maternelle, quelqu'un est là, qui vient aussi de nulle part, d'on ne sait où. Cette ressemblance provoque une vive émotion chez elle. Reliée depuis toujours à ce vide, Françoise n'arrivera à s'ancrer nulle part tant qu'elle n'aura pas construit une représentation de cette aïeule qui lui permette de la relier à des parents, des grands-parents, et à une généalogie bien réelle, même si elle reste inconnue. À cette condition, elle pourra ne plus se sentir hors du temps et de l'espace, dans cet abîme que rien ne peut combler.

Nous l'avons déjà évoqué, le nom du père nous inscrit d'emblée dans la succession des générations, et nous soumet à la loi qui structure l'arbre généalogique. Lorsque, pour une raison ou pour une autre, le père ne reconnaît pas l'enfant, ou pire, quand on tient celui-ci au secret sur ses origines véritables, cela engendre pour lui une énorme difficulté à se construire : il lui est impossible de se représenter le début de l'histoire, de savoir d'où il vient, de se sentir appartenir à une famille.

Cela entraîne souvent une difficulté majeure à se définir et à trouver sa place dans la société, comme si, sans ce repère fondamental, rien ne pouvait vraiment commencer, et qu'on ne pouvait s'inscrire dans une continuité. Manque évident de repères, tendance à se vivre comme un paria, un « hors-la-loi », confusion, violence, rejet de toute autorité : les conséquences sont innombrables. Elles proviennent d'une réelle souffrance face à l'impossibilité de prendre une place, de se libérer de ce sentiment d'illégitimité conscient ou non. Entreprendre une enquête approfondie pour retrouver la trace du ou des parents peut souvent s'avérer indispensable pour se reconstruire autour de ce profond « vide » intérieur.

Catherine souffre de troubles chroniques du foie. Presque en plaisantant, nous nous lançons sur la piste du mot « foie » avec d'autres orthographes dont, bien évidemment, « foi ». Qui dit foi dit homme d'église. Elle me regarde, incrédule. Son grand-père est un enfant naturel, dont le père était... curé. Ne pas reconnaître son enfant, dans ce contexte, est encore plus terrible, si l'on peut dire, que dans les cas plus « classiques » : comme si c'était Dieu le Père, en personne, qui avait trahi, abandonné. D'ailleurs, le fils du grand-père est mort à 33 ans, d'un accident, rappelant l'histoire d'un autre « abandon » plus célèbre.

Dans cette histoire familiale, à chaque génération, les enfants perdent leur père très jeune ; par accident, à cause d'une maladie, ou d'un divorce, le père disparaît et n'assume plus sa fonction. Catherine, elle-même a eu un premier enfant d'un homme qui ne l'a même pas su, et un second d'un homme qui est parti trois ans plus tard pour une autre femme. Rien à faire : dans cette famille, les pères ne font pas long feu.

Cette carence de la fonction paternelle se rejoue évidemment dans son propre couple : comment donner sa place à un père, quand on ne sait pas ce que c'est, quand l'idée même du père est abstraite, floue, indéfinissable, quand on « sent » qu'il est destiné à s'évanouir dans la nature, ou pire, que depuis des générations, il n'a jamais existé ? Pour Catherine comme pour Françoise, la transformation de cette absence à répétition va se jouer dans la capacité de reconstruire un arrière-grand-père réel. À partir des souvenirs des uns et des autres et de leur propre imaginaire, elles vont lui donner une place, ainsi qu'à chaque père de l'arbre, y compris à ceux qui ont disparu trop tôt.

La transmission des sentiments négatifs : plus jamais ça !

11

> *« La brutalité de la transmission est plus traumatique que le traumatisme lui-même. »*
> Albert Ciccone[1]

Quel rôle jouent des sentiments comme la honte, la peur ou le sentiment d'injustice dans nos arbres généalogiques ? Quelles informations peuvent-ils nous livrer sur le déroulement de nos histoires familiales et sur ce qui en résulte pour nous dans nos vies actuelles ?

Tout d'abord, précisons que le terme « négatif » n'est pas un jugement de valeur : il est utilisé ici plutôt pour rendre compte d'expériences désagréables ou douloureuses qui ont poussé la famille à créer des mécanismes de défense puissants afin de se mettre en sécurité, à l'abri de tout élément susceptible de la mettre en danger de nouveau, de détruire son équilibre ou de menacer son intégrité.

---

1. Ciccone Albert *et al.*, *Le générationnel*, Dunod, 2005.

Il peut être très éclairant, lors de ce parcours psychogénéalogique, d'explorer comment les choix bien souvent inconscients des personnages de l'arbre généalogique, en lien avec des sentiments et des émotions particulièrement difficiles à gérer, ont contribué à nous façonner, à influencer notre vision de la vie, et à faciliter ou entraver l'accession à notre liberté.

Nous sommes tous aux prises avec le même genre de passé où se côtoient à la fois le meilleur et le pire, et où existe un va-et-vient perpétuel entre les deux. Mais comment chacun réagit-il face au côté sombre de son héritage, aux traumatismes du passé, aux traces laissées par toutes ces émotions violentes et aux stratégies mises en place par les uns et les autres pour éviter que le pire ne se reproduise ?

La peur

Nous connaissons tous ces moments où la peur nous saisit sans motif, au détour d'une journée tout à fait ordinaire. Lorsqu'elle apparaît ainsi, sans raison précise, nous nous sentons d'autant plus vulnérables que nous sommes incapables de déceler la nature du danger qui nous menace. Sensations d'étouffement ou d'effondrement, peur de sortir de chez soi, phobies diverses, angoisse d'exister… tout cela peut avoir une origine dans notre histoire personnelle, mais il n'est pas rare de trouver, encore une fois, des liens avec ce qu'ont vécu nos ancêtres, notamment lorsque l'on approche certaines dates ou certains âges liés à des événements majeurs de l'arbre généalogique. Cela crée une zone de fragilisation, de vulnérabilité, à la fois sur le plan physique et psychique : le fait d'atteindre cet âge ou cette date « fatidiques » peut nous rendre anxieux, déprimé, nous mettre mal à l'aise et nous faire peur, comme si nous redoutions inconsciemment de revivre la même chose et que nous étions en danger. C'est le fameux « syndrome anniversaire » que nous avons évoqué plus tôt.

Les mécanismes de défense de l'arbre généalogique

Cette peur dont nous ignorons la cause est souvent la résurgence d'une menace bien réelle, vécue autrefois dans nos arbres généalogiques. Les dangers auxquels nos ancêtres ont dû faire face nous paraissent aujourd'hui assez lointains compte tenu de la sécurité et du confort matériel dont jouissent beaucoup d'entre nous actuellement. Souvenons-nous toutefois que la faim, le froid, le manque d'argent, la précarité de la vie, le manque d'hygiène et l'injustice ont joué un rôle majeur dans la vie de nos ancêtres.

Tant sur le plan physique que psychologique, quelqu'un qui a connu la violence ou le manque ne peut continuer à vivre qu'en mettant en place des stratégies très puissantes, visant à se protéger de toute menace ultérieure.

On peut donc repérer de quelle façon la peur a mobilisé certains mécanismes de défense dans les histoires familiales. Ainsi, dans les familles qui ont connu le drame de l'exil et de l'arrachement à la terre natale, on trouve souvent une peur du changement si grande que tout se doit de rester figé, en l'état, comme si le mouvement même de la vie était dangereux et risquait d'entraîner une catastrophe. Pour les descendants, prendre des risques, faire face à l'inconnu et sortir des comportements excessivement sécuritaires sera un véritable défi. Il s'agit d'affronter une peur d'autant plus profonde qu'elle s'inscrit dans l'inconscient familial depuis des générations.

Nos histoires contiennent toutes de multiples raisons d'avoir peur : peur de l'échec, du manque, de la violence physique, de la trahison, de tout événement ou comportement (alcoolisme, maladie mentale…) qui met la réputation de la famille en danger ; peur de l'isolement social, de l'exclusion, de la honte, du jugement d'autrui, etc. Rechercher l'origine de cette peur, et retracer son parcours à chaque génération peut nous aider à dépasser nos phobies, nos inhibitions, nos terreurs et nos angoisses, en comprenant à quel point elles prennent racine ailleurs, et à quel point nous sommes aujourd'hui hors de danger.

Notons que les mécanismes de défense mis en place, véritables stratégies de compensation, se mobilisent parfois aussi sous les traits de hobbies, manies et préférences diverses. Mais derrière ces comportements insoupçonnables et anodins, c'est l'arbre tout entier qui parfois crie au secours : une tendance compulsive à « faire le ménage » et à chasser la poussière et la saleté peut, par exemple, cacher bien d'autres choses, dont parfois, très banalement, des abus sexuels ayant eu lieu dans les générations précédentes.

La peur phobique

L'objet de la peur phobique est sans commune mesure avec le danger encouru. Elle peut nous ramener symboliquement à un traumatisme dans notre histoire, dont nos ancêtres auraient été victimes, et avec lequel nous entrons parfois en résonance, par le biais de l'inconscient.

Anne est dans un état de nervosité extrême : elle réagit très violemment à tous les bruits venant de l'extérieur et développe des crises de panique lorsqu'elle se trouve dans un milieu où elle ne peut pas contrôler le niveau sonore autour d'elle. Cela l'oblige à une vigilance constante et totalement inefficace dans la grande ville où elle habite. Le monde extérieur la menace constamment, et elle finit par ne plus sortir de chez elle. Elle vit sous la terreur, comme si le son lui-même était dangereux.

Nous travaillons sur la signification du mot « son », que l'on retrouve de façon répétitive dans son histoire : son fils veut être ingénieur du son, son premier amour exerçait cette profession. Les villes, les personnes qu'elle rencontre, tout s'organise autour de cette syllabe. La répétition n'est évidemment pas le fait du hasard. Nous trouvons au hasard Tesson, Montluçon, Wilson... Or, Anne est bilingue depuis l'enfance ; elle finit par relier ce mot à sons sens anglais de « fils ».

Quel est ce fils qui la hante ? S'agit-il d'un jumeau qui serait décédé ? De ses parents qui l'auraient attendue comme un fils ? Ou est-il question d'un autre fils, un fils en danger ou dangereux ?

En se plongeant dans le passé de sa famille, Anne apprend que sa mère avait un frère de 9 ans plus âgé, violent, brutal, qui entrait dans des crises de colère irrépressibles et terrifiantes. Pendant ces crises, personne ne protégeait la mère d'Anne, qui est depuis en proie à de violents accès d'angoisse.

Ce fils mort très jeune dans un hôpital psychiatrique a été occulté du souvenir conscient de sa sœur ; il était fils d'un père non reconnu, c'est-à-dire non nommé comme fils lui-même...

Voilà bien l'exemple d'une phobie qui renvoie directement à un problème non confronté dans les générations précédentes. Celle d'Anne n'a plus de raison d'être à partir du moment où la véritable origine de la peur a pu être mise en mots. Anne a cessé d'être la messagère de ce que sa propre mère n'a jamais pu dire elle-même : la terreur inspirée par ce « fils ».

Si Anne a été directement affectée par l'histoire de sa mère, c'est parce qu'il existe une transmission d'inconscient à inconscient. En effet, jusqu'à ce qu'il atteigne l'âge de trois ans, l'enfant se construit en s'imprégnant à l'identique des structures mentales de ses deux parents. Ce faisant, il hérite donc également de toutes leurs représentations inconscientes, comme ses propres parents ont hérité de celles de leurs parents et ainsi de suite…

Quand la peur n'a plus que le corps pour « se dire »

La terreur, la sidération hantent littéralement nos arbres, où la violence a sévi tant sur le plan humain et familial que sur le plan collectif. Personne n'a été à l'abri des ravages des deux guerres mondiales, pour ne citer que les catastrophes les plus marquantes de notre Histoire récente. Cette ombre-là, ou une autre plus insidieuse, plus banale et quotidienne, est présente dans les arbres généalogiques de tous les humains, et chacun d'entre nous est le dépositaire, dans son inconscient, d'une partie de ce sombre héritage et des peurs qui en résultent.

Nous l'avons constaté avec l'exemple d'Anne : il n'y a parfois plus que le corps pour témoigner de ces angoisses datant des générations qui nous précèdent. C'est là que s'inscrivent le symptôme inexpliqué, la psychose, la schizophrénie, les pathologies sévères, les maladies chroniques… Notre corps parle à livre ouvert du passé généalogique, pour peu que nous sachions décrypter le sens de la souffrance. Il témoigne d'un lien encore vivant avec ceux qui, dans notre histoire familiale, ont contemplé l'horreur, qu'elle soit à petite ou grande échelle, sans pouvoir exprimer leur douleur.

178

| Et vous

De quoi avez-vous peur ? Êtes-vous aux prises avec certaines angoisses inexpliquées ? Dans quelles circonstances ? Avez-vous des phobies ? Depuis quel âge, quelle date, quel événement ? Pouvez-vous voir un lien entre l'objet de votre peur et votre histoire familiale ?

La honte

Comme la peur, la honte est inscrite au plus profond de nos racines généalogiques, et en constitue un moteur puissant, l'un des plus douloureux : toujours intimement liée à des situations générant culpabilité ou sentiment d'infériorité, elle existe aussi bien au niveau collectif qu'au niveau individuel. L'histoire est pleine de traumatismes qui ont engendré chez certains peuples la honte de leurs origines, ou à l'inverse, la difficulté à reconnaître et assumer les actes de leurs dirigeants, à certaines époques. De la honte d'être Juif, à celle des petits-enfants de l'Allemagne nazie, quel que soit le pays d'où l'on vient, nous avons tous des raisons d'avoir honte de quelque chose en rapport avec l'Histoire, ou avec notre histoire personnelle.

D'où vient la honte ?

La honte n'est possible que parce que le regard de l'autre existe : un regard qui discrédite, qui enlève toute dignité, et fait ressentir le poids du déshonneur, de la faute dont on est porteur. Ces sentiments complexes sont très difficiles à affronter : en effet, qui peut accepter de se regarder en face, en se disant « j'ai honte de moi », alors que cette honte met en pièces l'ego tout entier ? C'est pourquoi, dans de nombreux cas, les situations de honte disparaissent de la psyché individuelle et familiale comme des éléments impurs, qu'il faut à tout prix cacher ou oublier.

Il y a dans tous les arbres généalogiques bien des événements ou des situations ayant pu déclencher des sentiments de honte, et « entacher » la mémoire familiale. Généralement, on retrouve :

- les situations d'inceste, ou d'abus sexuel ;

- les comportements sexuels volontiers qualifiés de déviances à une certaine époque, dont l'homosexualité ;

- tout ce qui concerne la sexualité de près ou de loin ;

- les faillites, effondrements financiers ;

- la marginalisation, l'emprisonnement, l'exclusion, la pauvreté, la déchéance sociale ;

- le fait de participer ou de subir des actes de barbarie, au niveau ethnique ;

- la transgression des interdits fondateurs : meurtre, inceste, cannibalisme ;

- la folie, la maladie mentale, le suicide ;

- les maladies sexuellement transmissibles ;

- le fait de survivre à certains traumatismes, notamment les génocides, alors que tous les membres de sa famille ont été massacrés ;

- le fait d'avoir porté atteinte, de près ou de loin, à l'intégrité physique, psychique, morale, financière d'un autre être humain.

Ce qui a pu donner à la famille une raison d'avoir honte est la plupart du temps mis en sommeil et parfois définitivement passé sous silence. C'est ainsi que naissent les secrets dont nous avons parlé, qui finissent par ressurgir dans la vie des descendants. Ainsi, certaines personnes se trouvent littéralement habitées par la sensation étrange d'avoir commis un acte irréparable, ou d'être fautives, coupables, et donc de devoir payer ou réparer… sans même savoir quoi.

Henri se sent « coupable ». Marié, père de famille, il a eu une brève relation sexuelle avec un homme sous le coup d'une pulsion irrésistible. Depuis, il vit un enfer. Persuadé d'avoir commis l'irréparable, il erre dans tous les cabinets médicaux, attendant qu'un diagnostic fatal le punisse de cette aventure honteuse et dégradante.

Je l'interroge sur sa vision des homosexuels. C'est un homme intelligent, tolérant ; mais il me parle pourtant comme s'il venait d'une autre époque : il voit les homosexuels comme des monstres à enfermer ou à exécuter. D'où vient ce discours fanatique, intolérant, qui ne lui ressemble pas ? Et surtout, pourquoi cette pulsion, si ce n'est par réelle attirance ou préférence sexuelle ?

Nous découvrons dans son arbre généalogique un élément frappant en rapport avec l'homosexualité : Henri a trouvé un jour, dans un livre de son père, la photo d'un homme nu. En sanglotant, il m'avoue qu'il a maintenant peur que son père ait pu avoir, sinon une liaison homosexuelle, au moins le désir d'un homme.

Il faudra du temps à Henri pour accepter que son père est un homme réel, différent de celui qu'il avait imaginé, avec une histoire, des fantasmes, des secrets. Rien de tout cela n'est condamnable, c'est son histoire, ses fantasmes et ses secrets. Mais pour l'enfant qui est encore à la recherche du père idéal, le renoncement est douloureux.

La transmission de la honte

La honte se transmet d'inconscient à inconscient. Si une femme a honte de son agressivité parce qu'elle trouve que ce n'est pas bien d'être en colère, elle peut tout à fait rester « lisse » et « civilisée », se couper de cette colère… et la transmettre à ses enfants. Elle continuera à ranger tranquillement sa vaisselle au lieu de la jeter à travers la pièce, et ce sera alors à eux de se charger de tout ce qu'elle n'a pas voulu voir, ni accepter, ni exprimer. Elle projettera sur eux sa propre agressivité non reconnue, en les trouvant colériques, irascibles et violents. Ils ne font pourtant qu'hériter d'une partie de sa psyché…

Honte, colère, peur et autres sentiments cachés ne peuvent que se transmettre d'une génération à l'autre tant que personne n'aura su les reconnaître et les affronter.

A-t-on « raison » d'avoir honte ?

N'oublions pas que la honte est entièrement subjective et loin d'être toujours légitime : combien de femmes et d'hommes ont-ils été obligés de cacher leurs préférences sexuelles, leurs croyances politiques ou religieuses, leurs valeurs profondes car elles n'étaient pas de mise dans leur milieu ? Face aux préjugés et aux jugements de valeur, ils ont développé un sentiment de culpabilité exacerbé parce que personne ne les a jamais soutenus, entendus, encouragés à être eux-mêmes, ou qu'on les a bannis du clan familial.

Celui ou celle qui, marchant hors des sentiers battus, est pris pour cible par le groupe dans lequel il vit rencontre forcément la honte. Il convient donc de séparer tout ce qui est de l'ordre de la transgression d'un interdit (meurtre, inceste, non-assistance à personne en danger,

182

etc.) de tout ce qui ne trouve pas sa place simplement en s'opposant aux valeurs dominantes.

Et vous ?

Avez-vous le sentiment d'avoir honte de vous, dans certains domaines ? Cela vous est-il arrivé à certains moments de votre histoire ? Lesquels ? Êtes-vous sensible à la critique ?

Avez-vous des ancêtres qui ont pu avoir honte de leurs comportements ? Pouvez-vous retracer ce sentiment d'une génération à l'autre en voyant de quelle façon il a « voyagé » tout au long de l'arbre généalogique ?

Le sentiment d'injustice

L'injustice participe elle aussi largement à envahir l'histoire généalogique de ses climats de ressentiment et de morbidité, destinés un jour à se manifester dans l'univers des descendants sous la forme de problématiques non résolues. Injustice des héritages douteux, des spoliations, des privilèges, des abus, des préférences, elle est toujours synonyme de violence inacceptable.

Le grand livre

Selon Yvan Boszormenyi-Nagy, il existe un « grand livre des comptes symboliques » dans lequel est consigné tout ce qui est donné et tout ce qui est reçu par les uns et les autres : lorsqu'il y a un déséquilibre à un endroit de l'arbre généalogique, certains membres de la famille vont se trouver tôt ou tard obligés d'intervenir pour rétablir l'équilibre de ce que ce pionnier de la thérapie familiale appelle « la balance des comptes familiaux[1] ». Ainsi, les enfants, petits-enfants ou arrière-petits-enfants devront réparer le tort subi, et revendiquer le droit de leurs ancêtres spoliés.

L'injustice est souvent liée à une prise de position totalitaire dans la famille : quelqu'un abuse de son pouvoir sans être sanctionné, pour obtenir plus que les autres ou leur faire subir sa tyrannie. Elle est parfois invisible, ou à l'inverse ostentatoire, violente et cruelle. En général, elle sert à régler des comptes, à se venger d'une enfance malheureuse, ou à faire payer ceux qui n'y sont pour rien de quelque malheur ancien.

On trouve dans les arbres généalogiques des injustices de toutes sortes, plus ou moins graves. Que ce soit l'enfant à qui on en préfère un autre, la femme traitée comme une inférieure, le fils à qui on interdit de faire mieux que son père et qui doit sacrifier sa vocation, les dépossessions, l'avarice d'un père qui refuse de donner à ses enfants pour les punir de n'avoir lui-même rien reçu que le manque... chacun a été dans son histoire familiale le témoin ou la victime d'une injustice.

Celui qui subit l'injustice est en général une des figures du bouc émissaire de la famille : celui qui entre en conflit avec le mythe familial, en remettant en cause la toute-puissance de ses valeurs ou en contestant la suprématie d'une personnalité dominante ; on cherche à le punir en exerçant à son encontre des mesures défavorables affectivement, financièrement, socialement, intellectuellement...

---

1. *In* Van Heusden Anny et Van Den Eerenbeemt Elsemarie, *Thérapie familiale et générations*, PUF, 1994.

La victime d'injustice peut également être un membre de la famille qui s'identifie à un destin malheureux de son histoire généalogique et adopte la position de martyr, s'enfermant à jamais dans l'impossibilité de recevoir ce qui lui est dû. C'est le cas quand, par exemple, tous les deuxièmes enfants depuis quatre générations sont lésés, parce qu'un jour, l'un deux a été ostensiblement le préféré de ses parents, héritant de leur fortune en ne laissant aux autres que des babioles…

Bien souvent, on ne sait même plus de quelle injustice les uns et les autres ont souffert, mais cette mémoire est tellement puissante qu'elle perpétue des guerres sans merci. Qui n'a jamais éprouvé de jalousie vis-à-vis d'un ami qui réussit mieux que nous, ou d'une collègue qui, tout d'un coup fait un très bel héritage, ou rencontre l'homme de sa vie ? L'injustice creuse le sillon de l'envie, et l'envie est un sentiment extrêmement humain et banal, que tout un chacun éprouve même si peu osent en parler… Or il suffit parfois de peu pour nous faire basculer dans la rivalité obsessionnelle, qui se nourrit alors de tous les manques et déséquilibres de l'histoire généalogique.

L'injustice laisse des traces profondes, qui peuvent enfermer sa victime à jamais dans un ressentiment aigu, le poussant à faire payer tout le monde autour de lui. Du patron tyrannique qui traite ses employés comme ses esclaves à la mère de famille aigrie, obsédée par le fait d'avoir moins que ses voisines ou que ses frères et sœurs, bien des scénarios sont possibles. Ils mettent en scène une seule et même nécessité : avoir plus que les autres pour, qu'enfin, l'équilibre soit restauré et que triomphe la vengeance. Plus d'amour, plus d'argent, plus de pouvoir, peu importe…

Être enfermé dans une obligation de réparation motivée par le ressentiment réduit considérablement la vision de soi-même et empoisonne les relations avec les autres, où tout est quantifié et devient objet de compétition, de conflit et de règlements de compte interminables. Tout cela ne laissant que peu de place à une rencontre authentique et véritable avec le monde…

Pour celui qui subit l'injustice, la nommer et la dénoncer est le seul moyen de sortir de l'engrenage qui consiste à répéter le même processus. Comme la violence engendre la violence, l'injustice se nourrit de toutes les injustices restées en suspens dans l'histoire familiale, et réapparaît sous des formes quelquefois étonnantes ou imprévisibles, mais toujours en rapport avec des situations antérieures inachevées.

| Et vous ?

Faites la liste des situations de votre histoire personnelle et familiale où quelqu'un a été lésé, en examinant de quelle façon et par qui. Retrouvez-vous des similitudes d'une génération à l'autre ?

Est-ce que la spoliation touche l'affectif, le matériel ? Vous sentez-vous dans l'obligation de réparer, d'une façon ou d'une autre, les injustices subies ? Comment vous y prenez-vous ?

★
★★★

Nous avons passé en revue les axes qui nous rattachent à la famille, au niveau de l'identité, du rôle social, et de la construction de notre relation au monde et à nous-même. Cela nous a permis d'éclairer comment et en quoi notre place est un mélange complexe de déterminisme et de liberté, dans une vision à la fois plus précise, plus large et plus approfondie de ce qui s'y joue et s'y rejoue pour nous, entre répétitions et ruptures avec le destin de nos ancêtres. Il s'agit donc de mettre en lumière les lieux où la transmission est figée, ainsi que ceux que nous pouvons commencer à remettre en mouvement, dans une perspective d'avenir. Ce n'est qu'à ce prix que nous pourrons « prendre notre place » comme nous l'entendons, c'est-à-dire comme le résultat d'un alliage subtil entre notre véritable désir et notre capacité à le mettre en œuvre. Nous sommes les dépositaires d'un héritage aux multiples facettes que nous pouvons choisir de faire vivre et prospérer à notre manière, en toute conscience et en toute liberté.

Troisième partie

Comment prendre ma place ?

Nous voici arrivés à la dernière partie de ce livre, peut-être la plus importante. Nous allons examiner comment opérer cette transformation intérieure, nous libérer de tout ce qui nous retient attaché au passé de façon limitante, et commencer à investir notre place de la manière la plus appropriée pour nous.

Notre place nous appartient. Nous en sommes seuls responsables, et ce que nous en ferons ne dépend que de nous. C'est à nous qu'il incombe de l'habiter au mieux, dans le respect et la connaissance de ce que nous sommes, en réalisant une intégration entre ce que nous avons reçu et ce que nous avons envie de transmettre à notre tour.

Prendre notre place nécessite non seulement une implication réelle de notre part pour comprendre les enjeux qu'elle représente, mais également une participation active pour déployer notre singularité, notre point de vue de « sujet » en charge de son histoire et de sa vie, en tant qu'individu capable de faire les choix qui s'imposent pour lui et qui accepte son destin.

Cela ne peut s'envisager que dans la mesure où nous sommes capables d'une certaine autonomie. Il nous faut, à ce stade, commencer à nous séparer de tout ce qui nous maintient dans des liens de dépendance, d'identification, de réparation, pour entrer dans l'ici et maintenant de notre vie. Il s'agit de dénouer les fils qui continuent à nous attacher au passé. C'est uniquement en habitant cette dimension du présent que nous pouvons exister véritablement.

Nous allons voir de quelle manière nous pouvons accompagner cette naissance à nous-même qui se fonde essentiellement sur :

- Un changement de regard sur notre histoire, nous permettant d'une part de clarifier tout ce qui a pu être de l'ordre de la confusion, du fantasme, de la morbidité, et d'autre part de sortir du jugement, et d'une attitude accusatrice qui fait porter le poids de la faute à ceux qui nous ont précédés.

- Un tri à opérer entre ce qui est bon pour nous et ce qui est toxique.
- Une intégration à réaliser entre nos deux lignées maternelle et paternelle.
- Un lâcher prise, pour pouvoir enfin accepter le manque.
- Un changement de position vis-à-vis de notre famille, dans la création d'un espace de distanciation et de liberté nous permettant de la penser et la regarder autrement, de nous autoriser la critique tout en reconnaissant l'amour qui y existe. Nous nous en inspirerons pour nous soutenir, nous faire grandir, et donner du sens à ce que nous sommes devenus et à ce qu'il adviendra de nous à l'avenir.

Sortir de la matrice familiale

Un scénario improbable

Tout d'abord, pensons à ce que la famille n'est pas et ne sera jamais. Voici le scénario idéal, celui qui n'existe que dans les livres, mais qu'au fond, chacun porte en lui comme un rêve inaccessible, auquel il pense avec regret, nostalgie ou envie.

L'enfant vit au sein d'un couple qui s'aime, chacun des parents assumant son rôle avec sérieux, responsabilité, humour et brio. La communication entre les membres de la famille est fluide, les positions de chacun respectées, les personnalités honorées dans leurs différences. Chacun reste à sa place, sans jamais usurper celle des autres. Joie de vivre, ouverture d'esprit, accès à toutes les dimensions de l'être, y compris la sexualité, font partie de l'éducation. Il n'y a ni secret, ni jalousie, ni violence. Le masculin et le féminin y cohabitent harmonieusement, sans que l'un ou l'autre ne soit privilégié. Tout le monde s'aime, bien sûr, y compris dans les fratries, où l'affection est distribuée à parts égales. Et chacun a vécu, vit et vivra heureux, jusqu'à la fin des temps.

Aucun de nous n'a eu cette famille-là, car elle n'existe pas. Partout, il y a eu des manques affectifs, des non-dits, des deuils, des accidents, des vies brisées par la guerre, l'exil, l'éloignement, la maladie. Parfois, c'est l'emprise sexuelle, l'inceste, l'abandon, la violence, la terreur… En tout cas, cela n'a jamais rien à voir avec une image d'Épinal. Pour autant, cela n'empêche pas l'amour, la communication, la tendresse, l'authenticité, la loyauté, etc.

Ce qu'il nous faut comprendre, c'est que tout cela a existé en même temps que le reste. Notre vision simplificatrice et manichéenne nous empêche souvent de saisir le caractère paradoxal de la réalité, d'autant plus en ce qui concerne nos relations familiales, que nous idéalisons souvent, malgré nous comme le lieu ultime de la sécurité.

Cette idéalisation de la famille est tout à fait explicable : notre monde est devenu d'une incroyable complexité. Chacun essaie de trouver des repères là où il peut. Face à ce chaos, l'individu d'aujourd'hui, désemparé et inquiet, se tourne vers le bastion immuable de la famille, celui qui a traversé les âges. Nous cherchons désespérément à l'extérieur de nous un havre de paix, un endroit rassurant qui nous sécurise et nous permette de nous construire, de manière à aborder la vie sereinement et avec confiance. Mais cela revient à nier la nature parfois plus ambivalente de la réalité et de l'être humain.

Combien d'entre nous ont-ils vécu dans une famille proche de cet idéal ? Est-ce votre cas ? Si c'est oui, alors, vous faites indéniablement partie des exceptions. Rarissimes sont les familles exemptes de problématiques, où tous les membres sont respectueux les uns des autres… où « il ne se passe rien ».

Tant pis pour tous les autres. Ou plutôt tant mieux : c'est grâce à tous ces manques que nous pouvons espérer quitter la famille un jour ou l'autre, nous tourner vers l'extérieur pour nous construire, nous inspirer et trouver ce dont nous avons besoin pour survivre, tout en sachant d'où nous venons. Comme le dit Vincent de Gaulejac : « La singularité du sujet se construit dans les réponses qu'il invente devant les multiples conflits qu'il doit affronter[1]. » La question que nous poserons ici est donc : comment pouvons-nous tirer parti de la famille que nous avons eue (et pas celle dont nous rêvons, qui n'est qu'un fantasme) ? Qu'est-ce qui donne à votre place son caractère irremplaçable, unique et précieux, y compris avec tous ses manques, ses défis, sa complexité ?

Qu'est-ce qui nous anime en tant qu'être humain ? Quelle est l'essence même de notre rapport au monde, ce qui fait que nous nous mettons debout ? Qu'est-ce qui nous fait vibrer et qui nous propulse en avant ? Nous avons tous, au plus profond de nous, un désir profond de vivre qui n'appartient qu'à nous. C'est en prenant contact avec ce lieu à l'intérieur de chacun d'entre nous que nous allons permettre à notre projet, notre mandat personnel d'émerger, petit à petit.

Nous allons donc terminer notre exploration du processus par les différentes étapes qui nous permettent de « sortir de la matrice familiale » pour accéder à la réalisation de soi, celle du sujet en

---

1. De Gaulejac Vincent, *L'histoire en héritage*, Desclée de Brouwer, 1999.

devenir. Pour comprendre comment nous pouvons accompagner ce mouvement de différenciation, et sur quelles forces nous pouvons nous appuyer, à la fois dans notre arbre généalogique et en nous-mêmes, nous allons examiner les « catalyseurs du changement » à notre disposition.

Appartenance et différenciation

Le processus d'évolution de chaque être humain est basé sur un double mouvement qui se joue dès la naissance : création d'un sentiment d'appartenance suffisamment solide pour être en sécurité, et exploration du monde extérieur, développement de l'autonomie et de l'indépendance. Or, le sentiment d'appartenance se fonde avant tout sur l'existence d'un espace suffisamment contenant, constitué le plus souvent par la famille. Avoir été assez nourri, aimé, entouré, soutenu, compris et entendu est une des conditions essentielles pour pouvoir se construire et sortir du nid. Tout au long de l'existence va continuer à se dérouler ce ballet subtil qui oscille entre un retour vers l'indifférencié et une tentative de devenir sujet de sa vie, de se tenir debout tout seul, d'aller vers le monde extérieur, de se séparer.

Penser qu'on puisse un jour quitter totalement sa famille, et redevenir vierge de toute inscription inconsciente, de tout lien, de toute mémoire est une aberration.

« Effacer l'ardoise, partir à zéro serait aussi utopique, car si nous venions de rien, nous ne serions que néant, sans identité, ou alors tout, ce qui serait être Dieu par auto-engendrement.[1] *»* (Patrice Cuynet.)

---

1. Cuynet Patrice, *Héritages, les enjeux psychiques de la transmission,* L'Harmattan, 2003.

En revanche, nous sommes libres d'effectuer ce va-et-vient entre appartenance et différenciation à notre rythme, et en ayant conscience de ce qui s'y passe pour ne pas entraver la fluidité du mouvement.

De toute évidence, nous ne sommes pas tous égaux face à ce chemin. Les composantes individuelles jouent un rôle important dans ce processus qui nécessite le recours à des ressources intérieures puissantes : le courage et l'audace sont souvent nécessaires pour défendre son point de vue face à une famille tentaculaire ; le discernement permet de comprendre ce qui se cache parfois derrière l'amour ou les sentiments idéalisés pour telle ou telle personne de l'arbre généalogique. La tolérance, enfin, est nécessaire pour ne jamais oublier que nous avons affaire à des êtres humains…

Mais avant tout, cela requiert la volonté de changer en se faisant confiance. Nous sommes les seuls à pouvoir mettre en place tout ce dont nous avons besoin pour sortir des enchevêtrements familiaux. Certains voudront à tout prix y rester, par confort, par habitude, pour ne pas décevoir leurs parents, ne pas risquer d'être exclu de la famille, pour continuer à se conformer à ce qu'on attend d'eux au détriment de leur individualité et de leur être véritable.

Nous allons chercher ce qui peut nous aider à nous ancrer dans l'arbre généalogique et à nous en affranchir à la fois.

Et vous ?

Appartenance

Que puisez-vous dans l'arbre généalogique pour vous construire (valeurs, qualités, ressources, comportements hérités) ?

Quels sont vos modèles féminins ou masculins ? Pour quelles raisons, qualités ou caractéristiques particulières ?

Qu'est-ce qui vous lie à cette famille-là ? En quoi vous rassure-t-elle, vous inspire-t-elle ?

Différenciation

Quelles sont vos valeurs propres ? Celles qui vous fondent en tant qu'individu ?

Quelles sont vos forces intrinsèques, vos dons, vos talents particuliers ?

Quel est votre projet de vie ? Comment envisagez-vous l'avenir ?

De quoi voulez-vous vous séparer pour faire le tri de votre héritage ?

Quels sont vos choix de vie personnels qui vous différencient de la famille d'origine ?

Le fruit de deux lignées

Nous sommes issus d'une alliance entre un homme et une femme et de leurs arbres généalogiques respectifs ; autant dire de deux mondes différents, avec des fonctionnements parfois identiques, parfois radicalement aux antipodes l'un de l'autre.

Nathalie a détecté dans son histoire familiale une tendance aux « mésalliances », ou couples de milieux sociaux très différents. Elle-même souffre de se lier sans arrêt à des hommes en situation précaire, à la limite de la marginalisation, qu'elle se sent obligée de remettre sur pied. Sa question tourne autour de la difficulté à rencontrer l'autre sur un terrain d'égalité et de partage ; son parcours l'amène aujourd'hui à se différencier de sa famille pour abandonner les vieux schémas liés aux conflits entre classes sociales. Le travail progresse bien jusqu'au moment où nous butons sur un obstacle : Nathalie ne peut pas intégrer qu'elle est la fille de son père et de sa mère. C'est-à-dire de deux lignées radicalement en conflit l'une avec l'autre, prônant des valeurs opposées. Du côté maternel, c'est « il n'y a que l'argent qui compte », et de l'autre « à bas le capital ». Quel camp doit-elle choisir ? Et comment ne plus rejouer ce dilemme dans sa vie amoureuse ?

Réunir en soi deux « univers » nécessite d'avoir vécu dans une atmosphère où ces deux visions du monde et de la vie cohabitaient dans un minimum de respect et de tolérance l'une vis-à-vis de l'autre, ce qui n'est pas toujours le cas.

Deux lignées compatibles

Nos deux lignées peuvent être « compatibles » ; rien ne les oppose particulièrement, elles défendent des valeurs identiques ou complémentaires, et ne sont pas en conflit. Le discours des parents va plus ou moins dans le même sens, ou permet au moins le dialogue et la confrontation. L'enfant a le droit d'aimer ses deux parents, ce qui n'exclut pas le fait d'avoir des préférences, pour l'une ou l'autre des lignées, fondées essentiellement sur les personnes et les ambiances rencontrées.

Ce contexte peut encourager dès le départ à développer la capacité d'aller vers les autres, la souplesse d'esprit, l'adaptabilité à des milieux différents, la tolérance… bref, tout ce qui permet de saisir la multiplicité du monde sans le vivre comme une menace. Tout cela à condition qu'il n'existe pas chez les deux lignées une volonté tenace de faire clan contre le monde extérieur, venant par exemple d'un sentiment d'infériorité lié à la classe sociale ou d'autres problèmes graves (alcoolisme, dépression, maladie mentale) qui pousseront plutôt la famille à s'isoler.

Devenu adulte, l'enfant n'aura aucun mal à se sentir relié aux deux branches, dans la mesure où il n'existe pas de rejet des parents vis-à-vis de leur milieu d'origine. Cela lui permettra d'opérer une subtile transformation de l'héritage reçu des deux côtés, en bénéficiant des richesses des uns et des autres sans conflit majeur.

Deux lignées incompatibles

Il arrive également que les lignées paternelles et maternelles soient en conflit et ne puissent cohabiter pacifiquement à cause de différences irréconciliables entre les deux. L'enfant peut être alors pris en otage au cœur d'une guerre sans merci et, pourquoi pas, tenu de choisir entre l'une ou l'autre. C'est comme si un commandement lui imposait : « Tu honoreras ton père ou ta mère… mais pas les deux. »

Il y a alors deux attitudes possibles : ou bien l'enfant est récupéré par une des deux lignées ; ou bien il entre dans ce qu'on appelle un conflit de loyautés : il est pris entre deux choix impossibles, car chacun implique une « trahison » et ne peut donc s'effectuer qu'au prix d'un déchirement intérieur violent.

Outre les éternels conflits œdipiens (volonté de discréditer le père de l'enfant pour laisser au grand-père maternel sa place d'icône toute-puissante, par exemple), les raisons sont souvent de l'ordre de la rivalité ou d'un conflit majeur : différence de classe sociale, de réussite professionnelle, d'origines, de convictions religieuses ou politiques… Bref, l'enfant est utilisé comme otage du règlement de compte entre les deux lignées. Qu'il soit totalement identifié à la branche dominante, ou déchiré entre deux loyautés, il est de toute façon perdant : utilisé comme un objet, il risque fort de ne pas être aimé pour lui-même, mais pour son adhésion inconditionnelle au clan qui veut être mis en valeur.

Or, nous ne pouvons nous construire tant que nous n'avons pas intégré que nous venons de deux personnes : père et mère, et que tous deux sont à importance égale dans notre origine. Ce n'est qu'à ce prix que nous pouvons accepter notre place, car elle se fonde sur cette unique réalité.

Pour relever ce défi, il faudra :

- Rechercher l'origine de cette mésentente, et la replacer dans le contexte de l'époque, afin de comprendre que nous ne sommes pas tenus de la perpétuer.

- Ne plus prendre parti : nous ne sommes pas obligés de « choisir notre camp », et d'ailleurs, c'est impossible puisque les deux coexistent en nous depuis notre conception.

Intégrer cette double appartenance de manière créative, c'est la transformer en quelque chose de neuf. Tout l'intérêt de ce processus est de permettre ce « mélange » particulier, en nous poussant à faire de tous ces ingrédients quelque chose qui nous appartienne en propre. Le plus difficile pour sortir de ce conflit répétitif est sans doute de prendre la responsabilité de la réconciliation. Ce serait comme un soldat qui sort du rang, jette son arme, et se dirige droit vers l'adversaire pour le serrer dans ses bras…

Changer de regard sur soi et sa famille

« L'origine est toujours en devenir. »
A. Ciccone

Agathe critique ouvertement son grand-père paternel : cet homme a quitté sa femme et son fils plusieurs fois. C'était un homme « peu fiable, aux mœurs légères, qui disparaissait régulièrement dans la nature sans donner de nouvelles ». Irresponsable, joueur, il ne suscite chez elle que désapprobation et jugements négatifs. Curieusement, les sœurs de son père tenaient, elles, un discours très différent : il était drôle, amusant, sympathique, bon vivant, et vivait avec une « mégère ». Mais tout le reste de la famille condamne sévèrement cet homme, sa « conduite superficielle », ses « irrégularités ». Il représente quelque chose d'inacceptable et d'inassimilable pour le reste du groupe. Un jour, Agathe s'aperçoit qu'elle a hérité de cet homme la fantaisie, le brio, le besoin d'explorer de nouveaux territoires, le goût de l'inconnu. Elle s'en défend d'abord avec véhémence, puis finit par accepter cet héritage comme quelque chose de positif. Ce sont des qualités, qu'elle peut choisir de manifester autrement que son grand-père, et qui ne font pas d'elle une femme irresponsable pour autant. Mais il lui faut d'abord sortir du discours familial et accepter d'évaluer les choses en d'autres termes, ce qui lui pose un problème de « fidélité » à son père et sa grand-mère, qui ont tous deux souffert des absences de cet homme...

Nous sommes trop souvent habitués à nous raconter les choses selon ce que certains nous en ont dit ; nous n'osons que rarement remettre en doute cette version « officielle » ou questionner sa provenance. Or c'est précisément ce regard unique qui nous enferme dans une histoire où chacun est toujours à la même place, figé pour l'éternité dans un discours tour à tour moralisateur, culpabilisant, accusateur ou idéalisant. Le piédestal est de rigueur pour ceux qui ont été « vertueux » ou plus exactement capables de suivre à la lettre les injonctions familiales ; pour ceux qui ont « failli », « déçu », « trompé », c'est l'exclusion. Mais que s'est-il réellement passé ? On adhère ainsi, sans les remettre en question, à toute une série de jugements de valeurs qui deviennent des évidences incontestées. Nous élevons un mausolée à cette grand-mère qui était « une sainte femme », ou à un arrière-grand-père qui était « travailleur » ou « dévoué à sa famille », en oubliant que, derrière la légende, les choses sont en vérité autrement plus complexes, et abritent parfois de toutes autres réalités.

Le plus difficile, pour chacun de nous, est de sortir des interprétations toutes faites, imposées par d'autres. Empreintes de jugements personnels, de ressentiment, d'amours déçues, de regrets, et de règlements de compte, nos évaluations sur l'histoire familiale ne peuvent être que totalement subjectives. Il n'est jamais question que de nous-même dans ce que nous disons des autres. Ce n'est en aucun cas la vérité, ne l'oublions pas.

Apprendre à se distancer et regarder l'histoire familiale d'un œil neuf, voilà le travail qui nous attend. Il s'agit donc de dire adieu à la pensée unique et à ce fantasme d'une seule vérité de l'arbre généalogique, celle qui s'est transmise depuis toujours et qui enferme les uns et les autres dans des rôles et des positions figées.

Invités à dépasser ce regard limité et partial, nous pourrons enfin commencer à percevoir avec finesse toute la complexité de notre histoire, et la multiplicité des interprétations qu'elle peut générer.

Nos ancêtres sont des êtres humains ambivalents, faits d'ombre et de lumière comme nous tous. La façon dont ils ont mené leur vie peut parfois nous révolter, nous menacer, nous faire honte, ou au contraire nous donner le courage de nous battre, le bonheur de leur faire honneur, de les aimer, de les respecter ; en revanche, il ne nous appartient pas de les juger.

Nous ne pourrons nous libérer de notre passé généalogique qu'en apprenant à modifier les liens que nous entretenons avec lui ; car de ce regard sur le passé dépend aussi son intégration dans le présent et le futur : si nous sommes en paix avec lui, nous avons une chance de pouvoir nous l'approprier, sans danger ni ressentiment.

Et vous ?

Qu'est-ce qui est interdit dans votre famille ? De quoi n'oseriez-vous pas parler à vos parents ? Pour quelle raison ? Qu'en pensez-vous ?

Qu'est-ce que vous ne faites pas, par peur de déplaire à vos parents, ou à d'autres membres de la famille ?

Que se passerait-il si vous tentiez l'expérience ?

Qu'est-ce que vous pensez ne jamais pouvoir remettre en question dans votre famille ?

Portez-vous des jugements sur certains de ses membres ? Lesquels, et pourquoi ?

Essayez aujourd'hui de changer d'opinion, et de voir comment vous pouvez petit à petit rencontrer leurs ambivalences, leurs ombres, ou au contraire leurs qualités insoupçonnées, leur force, leur richesse, leur part de lumière.

Désobéir : l'ultime recours

« Celui qui n'aimerait pas ses parents serait indigne de vivre » ou encore « Celui qui délaisse ses parents quand ils ont besoin de lui commet un véritable crime » : voilà ce qu'on enseignait à la génération de nos grands-parents dans les cours de morale où l'on forgeait tout sauf l'esprit critique et la lucidité. Les choses ont changé, certes. Et pourtant… Quoi de plus tabou que la famille ? Rares sont ceux qui osent, en public, avouer leurs sentiments négatifs à son égard. Ceux qui n'aiment pas leurs parents ne peuvent pas l'exprimer sans susciter le malaise, comme si oser remettre en question l'amour filial et parental était frappé d'anathème. Pourtant, combien de parents non aimables rencontrons-nous chaque jour ! Possessifs, omniprésents, invasifs, intrusifs, narcissiques, égocentriques, parfois cruels, omnipotents, manipulateurs, hystériques, ils abusent de leur rôle de parent pour traiter l'enfant comme un objet.

Pourquoi serait-il interdit de *dénoncer* cela, comme si c'était transgresser une loi fondamentale ? Lorsque le dialogue authentique est impossible, face à des personnalités rigides ou enfermées dans le ressentiment et l'aigreur, pourquoi vouloir à tout prix maintenir l'illusion du lien, de l'affection ? Exprimer nos véritables sentiments, quels qu'ils soient, peut devenir l'occasion de prendre une position d'adulte et de défendre nos choix et nos valeurs.

À en juger par le nombre de personnes qui sont incapables, à l'âge adulte, de dire non à leurs parents, de manifester leur désaccord par peur de leur déplaire, ou de leur faire mal, il semble presque difficile d'être simplement soi-même. Parce que dire non nécessite du courage et de l'audace, certains délèguent leur pouvoir de décision et se laissent régulièrement envahir comme si leur temps et leur espace ne leur appartenaient pas. On les sent incapables de se séparer, faute d'avoir acquis suffisamment d'autonomie pour supporter la solitude, et même, parfois, le rejet, le jugement et la colère de la famille.

Cette séparation est un défi non seulement sur le plan individuel, mais aussi sur le plan social. Il s'agit ni plus ni moins d'abandonner le vieux mythe de la famille idéale comme le seul lieu possible pour trouver ce dont nous avons besoin. Pour bon nombre d'entre nous, il a fallu qu'il y ait, ailleurs, quelqu'un qui nous soutienne en lieu et place de ceux censés veiller sur nous ; il a également fallu développer le talent particulier d'aller chercher ce qui manque, par tous les moyens possibles. C'est ce qui a permis que la vie continue…

Guérir de sa famille

Lorsqu'on parle de guérison, cela implique d'accéder à un état où nous pouvons nous reconnaître de cette famille-là, à notre place, et en accepter la réalité telle qu'elle est, sans en souffrir au point que cela nous empêche de vivre. Les manques, les blessures dévastatrices deviennent petit à petit supportables. Puis, un jour, elles cessent de revêtir l'aspect du malheur : ces processus morbides, ces souffrances, ces identifications limitantes trouvent alors leur sens comme le lieu même de notre accomplissement. Pour certains, cela prendra quelques mois, pour d'autres des années. Mais le processus est le même pour tous, et conduit inéluctablement à une seule et même chose : mettre la famille derrière nous, s'appuyer sur notre histoire et regarder vers l'avenir, d'un œil neuf.

Revécus émotionnels

Pour que quelque chose en nous commence à se résoudre, il nous faut dépasser la compréhension intellectuelle, même si l'analyse joue un rôle important. C'est *l'émotion* qui va nous servir de guide : c'est d'abord avec elle qu'il s'agit de renouer, pour faire surgir et évoquer le passé. Il s'agit de remettre à jour les émotions verrouillées tout au fond de l'inconscient, ce qu'il a fallu taire et réprimer depuis trop longtemps : deuils non faits, scènes de terreur indicibles, pertes, catastrophes petites et grandes qui ont jalonné notre histoire généalogique, et tout ce que nous continuerons à ignorer parce que personne ne peut plus en témoigner.

Caroline raconte l'histoire de son arrière-grand-père maternel, qui est mort très jeune, suite au suicide de son fils à 20 ans. Voici ce qui semble avoir été la réaction de sa femme : « Mon mari est mort de chagrin, il était tellement faible, il n'a même pas été fichu de supporter la mort de son fils, cet imbécile ! Du coup, il m'a laissé tomber... » Caroline raconte tout cela d'un ton désinvolte, léger, moqueur. Le sourire qu'elle affiche montre le mépris qu'elle éprouve vis-à-vis de ces hommes « faibles, qui flanchent, et meurent à la moindre occasion » ! D'ailleurs, le mythe de la famille l'énonce clairement : on ne peut pas compter sur eux...

Je la questionne sur ce manque évident d'émotion, et lui fais remarquer toute la tristesse que cet homme a dû éprouver en perdant son fils. Non seulement personne n'a partagé cela avec lui, semble-t-il, mais en plus, cela a donné au clan féminin l'occasion d'en faire la risée de la famille depuis quatre générations. D'abord stupéfaite, Caroline fond en larmes comme si elle voyait la scène se produire sous ses yeux, et, pour la première fois, en ressentait tout le désespoir.

On constate fréquemment que certains racontent leur histoire sans la moindre émotion, en employant un discours curieusement décalé dont on sent qu'il n'est pas le leur. Ce déni peut se manifester sous la forme de l'ironie, de la distance, d'une gaieté appuyée, ou d'une légèreté tout à fait hors de propos ; mais l'on sent pourtant que quelque chose sonne faux. Un tel comportement est souvent porteur d'une extrême violence dans son refus à accueillir quoi que ce soit qui touche à la fragilité du sentiment humain.

La première étape vers la guérison passe, comme dans la thérapie personnelle, par l'émotion retrouvée dans toute sa vérité, sa violence parfois : c'est ce qui va permettre de sortir du discours répété à l'infini, de s'ouvrir à d'autres interprétations plus fines, et de prendre conscience pour la première fois de ce qui a vraiment pu être ressenti par les uns et les autres. On peut alors mesurer la gravité et l'étendue de la souffrance, la nommer, et, des années après, la revivre dans toute son intensité pour la remettre à sa place et ne plus la porter au présent ; faute de quoi aucune intégration ne peut avoir lieu.

Le pardon : leurre ou nécessité absolue ?

À la fin de ce travail apparaît une question essentielle : doit-on pardonner à ses parents ?

On entend souvent dire que c'est ce qui montre qu'on est « guéri ». En fait, mieux vaudrait poser la question suivante : est-ce que ce pardon vous rendrait heureux ? En avez-vous besoin ? Si c'est le cas, c'est qu'il s'inscrit dans votre histoire comme quelque chose qui a du sens pour vous. Certains ressentent à l'issue de ce travail une véritable libération ; ressentiment et colère disparaissent sans laisser de traces. Pour d'autres, c'est absolument inconcevable.

Il est vrai qu'on imagine mal un peuple exterminé pardonner à ceux qui ont organisé son extinction. Sur le plan individuel, c'est la même chose : lorsque nous avons été atteints dans notre essence, dans la dignité de notre être, pardonner ne veut rien dire et peut même être une façon de fuir en se cachant à soi-même que certaines blessures sont inguérissables, ce que peu d'entre nous peuvent concevoir, et encore moins tolérer.

Quelle que soit notre position, nous ne pouvons pardonner « sur commande ». Si cela se produit, c'est à notre insu, lorsque c'est le moment, et cela ne nous appartient pas. Le discours ambiant est parfois culpabilisant : «Vous haïssez encore vos parents ? Mais quand allez-vous accéder enfin à ce fameux pardon qui vous échappe ! » Le reproche sous-entendu est qu'il s'agit d'un manque de maturité. On serait alors tenté de répondre que le sens ne se construit pas dans le fait de pardonner, mais de se séparer, de créer, de se différencier. Au fond, peu importe…

Une fois de plus, l'important est d'être en adéquation avec vous-mêmes, sans chercher à ressembler à une image, à un idéal extérieur normatif, largement mis en place par la société d'aujourd'hui. Ce sont vos sentiments qui vous guident, votre désir qui vous aide à suivre la voie qui est la vôtre : la vérité d'un être ne vient jamais de l'extérieur.

Quitter père et mère

> *« Augusta jouait pour ses enfants tous les rôles. Même lorsqu'ils tentaient de la quitter, ils la rencontraient encore, toujours prête à les aider, et même à les aider à se séparer d'elle ! »*
>
> F. Vigouroux

Guérir de sa famille, c'est avant tout être capable de l'accepter telle qu'elle est. Pour cela, il faut avoir réussi à s'en séparer, c'est-à-dire à ne plus être en attente vis-à-vis d'elle. La séparation est probablement pour beaucoup d'entre nous le processus le plus douloureux au monde ; pourtant, c'est une nécessité fondamentale et inéluctable. Toute notre vie est basée sur ce mouvement vers l'autonomie, que nous le voulions ou non, que nous l'accompagnions avec lucidité et conscience, ou que nous lui résistions de toutes nos forces, en nous attachant à tous les substituts parentaux qui nous tombent sous la main, au hit-parade desquels le couple se situe souvent en première place.

Paradoxalement, s'il est relativement facile de quitter psychiquement des parents qui nous ont aimés et soutenus, qui ont joué leur rôle sans demande excessive, sans manipulation ni violence, il devient plus compliqué de le faire lorsque ceux-ci ont été incapables de nous apporter ce dont nous avions besoin, quelles qu'en soient les raisons. Renoncer à quelque chose que l'on n'a pas eu est alors le seul moyen pour nous d'accéder à notre liberté, faute de quoi nous restons dépendants, toute notre vie, puisque c'est trop tard.

Les quitter même s'ils ont souffert

Celui qui tente de s'éloigner peut avoir droit aux grandes tragédies (« Après ce que j'ai fait pour toi ! »), aux effondrements feints, aux caprices, tous destinés à obliger l'autre, les autres, à obéir à une toute-puissance infantile qui ne s'éteint pas avec l'âge, loin s'en faut.

La mère de Jean, Ivana, est une femme âgée. Dans son enfance, elle a vécu le drame de l'abandon, ceci à plusieurs reprises. Une première fois, lorsque ses parents quittent pour des raisons économiques leur Pologne natale, en laissant leurs enfants aux grands-parents. Ils partent seuls, dans un premier temps, avec l'intention de faire venir leurs enfants dès que possible. Ivana supporte la séparation tant bien que mal, mais les choses se gâtent lorsqu'elle doit à son tour quitter son pays, ses amis, son milieu pour rejoindre la France. Deux ans plus tard, sa sœur aînée, à qui elle est attachée profondément, est obligée de s'expatrier vers le Brésil.

Devenue mère de quatre filles et d'un garçon, Ivana reporte sur son « fils unique » tout l'amour pour cette sœur disparue qu'elle n'a jamais revue. Elle ne supporte pas que Jean lui échappe. Marié et père de famille, il lui sert donc régulièrement de domestique et accourt pour satisfaire ses moindres demandes : « C'est normal, elle est âgée... ».

Combien de parents jouent-ils ainsi sur leur fragilité, leur vulnérabilité ? Certains ne supportent pas la moindre remarque, ni le moindre désaccord : « Cela pourrait les tuer ! » Bien sûr, on comprend à quel point Jean hésite à ne pas rester, pour sa mère, le seul et unique objet d'amour, la réparation qui permet à cette femme, à la fin de sa vie, de trouver un peu de réconfort. Le problème est qu'elle en abuse, et qu'en adoptant un comportement de victime, elle empêche son fils de vivre. Ainsi, elle lui fait comprendre à quel point il a été incapable de la sauver, de la guérir : c'est un « mauvais fils ». Jean, tout en étant conscient de la manipulation et du chantage exercés par sa mère, ne peut se défaire d'un profond sentiment de culpabilité, qui l'oblige à rester constamment auprès de sa mère vieillissante qui a « tant besoin de lui ». Investi depuis toujours comme son seul soutien, il n'a pas le droit de lui faire défaut et de l'abandonner une fois de plus.

Ces situations sont plus courantes qu'on ne le pense. En effet, nos arbres sont remplis de gens qui souffrent et cherchent à combler leur solitude, leur détresse, en utilisant tous les moyens à leur disposition, dont l'emprise sur leurs enfants. Ces derniers sont les « mieux placés » pour réparer, panser les plaies, donner de l'amour, de la reconnaissance, pour valoriser, encourager, soutenir… On comprend l'enjeu du conflit : exister par soi-même ou se soumettre, en entretenant l'illusion qu'on est irremplaçable.

Se séparer d'une mère ou d'un père qui a été abandonné, qui a manqué, revient à participer de nouveau à son anéantissement. C'est du moins ce que nous croyons ; et le sentiment d'injustice et de cruauté, lié à la culpabilité, peut être suffisamment fort pour nous inciter à devenir les « parents de nos parents ». Cependant, le meilleur moyen d'aider l'autre, c'est d'être fidèle à soi-même. Se soumettre pour faire plaisir n'a aucun sens, et ne sert qu'à prolonger et entretenir des relations perverses. Pour en sortir, il faut apprendre à dire non – et faire l'expérience que ce mot, pour autant qu'il déplaise, ne tue pas…

Osons dire non, et, sans nous en sentir coupables, ne pas nous charger des blessures de tous ceux qui ont souffert dans l'arbre généalogique. De ceux qui ont aimé sans retour, qui ont perdu leurs biens, leurs conjoints, leurs enfants, de ceux qui n'ont pas réalisé leurs rêves : nous pouvons les honorer, les aimer, témoigner pour eux. Mais c'est tout. Leur vie est finie. Rien de ce que nous réaliserons n'effacera leurs souffrances passées.

Il nous faut alors apprendre à créer d'autres liens, non plus fondés sur la réparation et la prise en charge, mais sur un rapport entre adultes, où l'on donne sans obligation, et lorsque cela nous convient. Cela ne se fait pas sans heurts, mais l'autonomie est à ce prix.

Les quitter même s'ils sont de « mauvais parents »

On peut avoir énormément de reproches à adresser à ses parents ; mais après le temps des récriminations vient celui de la séparation. Pour ce faire, nous n'avons d'autre choix que de reconnaître ce qu'ont été nos parents, tel qu'ils l'ont été. C'est le seul chemin possible de détachement. Dans un magnifique commentaire sur la Cinquième Parole de l'Évangile « Respecte ton père et ta mère afin que tes jours se prolongent sur la terre que l'Être te donne », Daniel Sibony[1] montre à quel point il est nécessaire de donner du poids à nos parents ; non de les aimer, mais de les poser comme responsables de ce qu'ils font pour ne pas porter leur manque à leur place.

C'est ce qui nous permet de nous détacher, sinon, nous restons en lien avec eux par notre désir de vengeance ou de réparation, nos haines et nos rancœurs.

La liberté, c'est de pouvoir les voir tels qu'ils sont, et de faire notre vie « ailleurs », en dehors d'eux, en les laissant à leur propre liberté d'êtres carencés, immatures, parfois imbéciles, tyranniques ou méchants. Peu importe, si nous sommes en vie, c'est que ces parents-là, aussi terribles qu'ils puissent être, compte tenu de leur histoire, n'ont pas réussi à tuer en nous le désir de vivre qu'ils nous ont transmis, même à leur insu, en nous mettant au monde.

---

1. Sibony Daniel, *Les trois monothéismes*, Seuil, 1997.

Se lier autrement

Guérir, c'est aussi instaurer de nouveaux liens exempts des sempiternelles empreintes familiales, allant de la dépendance au règlement de compte, et accueillir l'autre en évitant de projeter systématiquement dans nos relations les problématiques de l'arbre généalogique.

Dire adieu aux rancœurs, aux haines transgénérationnelles entre hommes et femmes (comme entre frères et sœurs, et entre parents et enfants), est-ce réellement possible ? Nos vieux schémas hérités ne disparaissent pas si facilement, et au moindre conflit, nous reprenons les armes et repartons en guerre les uns contre les autres, mus par la rage et le désir de prendre le pouvoir et de réduire l'autre à néant. « Mais pour qui se prend-il/elle ? » Les voix que nous entendons alors hurlent leur volonté de puissance. Une colère terrible venue du fond des âges nous envahit et nous transforme en ogres ou en sorcières malfaisantes. Canaliser ces émotions et les reconnaître permet, sans les justifier ni les excuser, de les mettre à l'extérieur de nous, et de ne plus en être le jouet inconscient.

Dans notre couple, ce point de départ d'un nouvel arbre généalogique, il s'agit d'apprendre à respecter l'autre, à lui donner une place, à reconnaître qu'il/elle est la moitié du couple : quel défi ! Bien sûr, nous sommes pétris de bonnes intentions à cet égard, et cela peut nous aider à fonctionner pendant un petit moment ensemble ; mais tôt ou tard, les vieux démons reviennent frapper à la porte, et nous nous retrouvons en train de rejouer un scénario dont les protagonistes se succèdent depuis des générations et à nous lancer des reproches, des injures, voire de la vaisselle, si la situation devient critique.

215

De quel type d'alliance avons-nous besoin ? Sortir des schémas familiaux et inventer d'autres façons de se lier nécessitent d'accepter de lâcher un certain nombre de préjugés et surtout d'exigences.

L'homme ou la femme d'aujourd'hui cherchent d'autres voies pour se rencontrer, pour expérimenter des choses ensemble, dans une distance juste entre intimité et autonomie. Peut-être est-il temps pour nous d'apprendre à décliner l'amour autrement qu'avec des « je veux » ou des « il faut ». Nous n'avons rien à attendre ; si nous voulons recevoir, il nous incombe d'accepter l'autre tel qu'il est, sans chercher à tout prix à réparer ce que nos parents et grands-parents n'ont pas réussi dans leurs couples. Autrement dit, posons un regard critique sur l'idéal d'homme ou de femme que ces générations attendaient, et évaluons notre propre demande : est-ce la même ? Qu'est-ce qui a changé ? L'amour se nourrit de flexibilité, de mystère, de lâcher prise, hors de toute exigence démesurée. N'attendre rien de l'autre permet aussi de lui laisser prendre sa place comme il l'entend. Sommes-nous prêts à en assumer les conséquences ? À prendre cette liberté ? À ne plus fonctionner dans la loyauté à d'autres personnes de l'arbre généalogique ?

Dans ce cas, l'avenir est à nous !

Adieu, toute-puissance

Toute-puissance infantile

Nous rêvons tous d'une enfance parfaite. Personne ne sait ce que sait, mais nous restons longtemps persuadés qu'au fond, c'est ce qui nous a manqué le plus : si nous ne réussissons pas notre vie comme nous le souhaitons, c'est bien à cause de cette maudite enfance et de la famille d'où nous venons, source de tous nos maux et de tous nos échecs.

Quitter définitivement le rêve d'une enfance où tous nos désirs auraient été satisfaits, où nos parents nous auraient compris et aimés comme nous l'aurions voulu, le fantasme d'un arbre généalogique « sans tache » et d'une famille heureuse, est le premier pas vers un lâcher prise qui, comme tous les renoncements, libère de l'espace pour de nouvelles solutions, plus appropriées à ce que nous sommes aujourd'hui. Grandir, c'est dire adieu à ce fantasme de toute-puissance infantile en accueillant la vie, les autres, et notre histoire dans leur imperfection.

Ce n'est qu'en acceptant que nous ne pouvons pas tout faire ni tout avoir, que nous pouvons commencer à entrer dans la réalité et à réaliser ce que nous souhaitons avec des moyens plus réalistes. Pour certains d'entre nous, renoncer à ce « tout » nécessitera un long travail, peut-être dans le cadre d'une psychothérapie ou d'une psychanalyse.

Toute-puissance parentale

Ce travail sur soi est aussi l'occasion de prendre conscience que nos parents ne sont que des êtres humains faillibles. Ce qui nous permettra, comme le dit si justement le grand psychanalyste Jungien James Hillman de « renouer avec les vieilles puissances invisibles et de s'aventurer d'un pas confiant au sein d'un monde riche en influences de toutes sortes… Cela implique sans doute qu'on fasse quelque infidélité à l'un de nos préjugés sociaux les plus chers et les mieux entretenus par la pratique thérapeutique : la croyance en la toute-puissance parentale.[1] »

Ce parcours riche en expériences quasi initiatiques nous amènera à constater, non seulement que nos manques peuvent être dépassés, mais qu'ils constituent la matière première dans laquelle nous allons puiser pour nous réaliser, grâce à un processus très similaire à ce que décrit l'alchimie, où l'on transforme le plomb en or. Or, cette opération nécessite, au départ, un ingrédient qui soit de l'ordre de la matière la plus vile. Il en va de même avec l'être humain : ce ne sont ni nos forces, ni nos qualités qui nous aident à constituer notre noyau indestructible, mais tout ce qui en nous a demandé du temps, de la patience et un long processus de transformation pour émerger à la lumière.

Approches plurielles de l'arbre généalogique

L'analyse transgénérationnelle est un processus complexe qui s'appuie à la fois sur une dimension analytique et symbolique de l'arbre généalogique. Il n'existe pas de « recette » toute faite, et si parfois les choses se révèlent en un éclair, d'autres peuvent nous échapper pendant longtemps. L'inconscient nous livre ses secrets à son rythme, et il n'est question ni de vitesse ni de performance lors de ce travail. En revanche, l'ouverture à une approche thérapeutique plurielle est d'une grande utilité pour explorer le roman familial sous ses aspects multiples et changeants.

---

1. Hillman James, *Le code caché de votre destin*, Robert Laffont, 1999.

Toutes les pratiques thérapeutiques sont au service de la restauration de l'individu, de la construction de son identité de sujet, autonome, pensant et désirant. Elles peuvent donc toutes accompagner et faciliter cette exploration en mettant la personne en contact avec elle-même, par des chemins différents : outre le génogramme[1], utilisé de façon désormais classique, le recours au dessin, à la gestalt-thérapie, à la sophrologie, entre autres, permettent de laisser s'exprimer l'inconscient sur ce qui est encore à découvrir, et d'aller à la rencontre de cet arbre « intérieur » brut sans passer par le filtre parfois réducteur, moralisant, intellectualisant ou raisonnable du discours conscient organisé.

C'est là et uniquement là que se font les véritables prises de conscience, et que le voile se déchire tout à coup, révélant les rouages complexes de notre généalogie inconsciente, celle enfouie au plus profond de nous et que nous mettons pour la première fois en lumière.

---

1. C'est-à-dire la représentation annotée de l'arbre généalogique.

Au cœur d'une séance de psychogénéalogie

Rien de tel qu'un plongeon au cœur d'une situation pour s'en faire une représentation précise. Ce chapitre va être consacré au récit d'une toute première séance de psychogénéalogie. Il permettra au lecteur de comprendre ce que l'on fait **concrètement** en séance, d'entrevoir la progression du travail et ce qu'il peut en attendre pour lui-même.

Précisons d'abord que cette démarche, destinée avant tout à « repositionner » la personne dans sa filiation, à lui donner des repères, est *ouverte à tous*. Elle l'aide à se représenter comment son histoire – telle qu'elle se la raconte – la limite dans son déploiement, et à comprendre pourquoi elle reste attachée à ces entraves, en partie inconscientes. Nul besoin d'être très renseigné sur sa famille : chacun vient simplement avec ce qu'il en connaît, la présence ou l'absence d'informations parlant d'elle-même… Autrement dit,

221

l'excuse souvent entendue « je ne sais rien de ma famille » ne tient pas : il ne s'agit pas d'une collecte d'informations généalogiques, mais d'un travail symbolique. Comment la personne ressent-elle sa place généalogique aujourd'hui ? Que peut-elle en dire ? Quelles sont les conséquences visibles et invisibles du fait d'avoir été désigné de telle façon à telle place ? Ce questionnement-là est accessible à tous !

Une rencontre nécessaire

Avant de commencer un travail de cet ordre, il est indispensable de mettre en place un entretien préalable durant lequel patient et thérapeute font connaissance et précisent un certain nombre d'éléments, certains très concrets (coût, durée et fréquence des séances). Cet entretien permet également de « tester » la relation, c'est-à-dire de voir si l'on ressent, de part et d'autre, une confiance réciproque. Ce n'est pas toujours le cas, bien sûr. Il est important que la personne qui consulte puisse parler le plus librement possible de ce qu'elle attend du travail, et que le thérapeute lui explique son approche particulière, les outils et supports qu'il utilise, ainsi que son parcours de formation.

Pour ma part, je précise toujours aussi ce que je ne fais pas, et dans quelle « filiation » je me situe, afin de vérifier que ma conception de la psychogénéalogie et celle du patient sont compatibles. C'est d'autant plus nécessaire que les courants sont, à l'heure actuelle, extrêmement nombreux, et parfois un peu flous. La question du « transfert » se pose, là aussi, comme en psychanalyse : le patient projette nécessairement un savoir-faire, une compétence ou quelque chose de cet ordre sur son thérapeute. Ce dernier doit pouvoir entendre cela et l'utiliser comme un élément du travail. Ainsi, compte tenu de mon statut d'auteur, on me prête parfois une toute-puissance : certains s'attendent à ce que je résolve toutes leurs difficultés rien qu'en regardant leur arbre généalogique… Cela, naturellement, n'a rien à voir avec la réalité.

Par ailleurs, il sera utile de s'assurer que la demande de la personne ne relève pas plutôt d'un travail en psychothérapie. Venir travailler sur la famille peut être un alibi pour se débarrasser à moindre frais d'une démarche plus « classique », mais aussi plus contraignante ou dérangeante. Rendre sa famille responsable de ses difficultés permet parfois d'éviter soigneusement de faire face à ses propres attachements problématiques – œdipiens, notamment.

À l'issue de cette première rencontre, le travail peut véritablement commencer !

Premiers pas en psychogénéalogie

Leslie vient me voir après avoir participé à une journée d'initiation, durant laquelle elle a entendu parler de la psychogénéalogie pour la première fois. La communication est facile et fluide lors de l'entretien préalable, et nous décidons d'entamer une exploration de sa place généalogique. Leslie arrive au rendez-vous assez tendue, ce qui est souvent le cas. Elle m'avoue qu'elle se sent un peu coupable de consulter… Pour certaines personnes, venir parler de sa famille s'apparente à une trahison, à une transgression, ce qui peut les rendre nerveuses ou angoissées. Le sujet reste tabou pour beaucoup, aussi est-il bienvenu de préciser que cette démarche n'a pas pour but de juger les membres de la famille, ni de les attaquer, mais au contraire, de mieux les comprendre pour dénouer les liens inutiles ou envahissants.

Au tout premier entretien, j'avais bien sûr interrogé Leslie sur ce qui l'avait amenée à prendre rendez-vous. « Je me suis reconnue dans vos exemples », m'avait-elle répondu… « Cette sensation que vous décrivez de ne pas trouver sa place… Je me sens comme une "salade" dans laquelle tout est mélangé, je ne retrouve plus qui je suis, ni où je suis. Je n'arrive à rien, je suis tout le temps en échec professionnel. Je ne me supporte plus dans cette vie-là. »

À ce stade du processus, bien sûr, il est impossible de comprendre de quoi souffre la personne qui vient consulter. Néanmoins, je peux très aisément identifier, dans ce qu'exprime Leslie, des mots, des images qui me mettent sur une certaine voie : le sentiment d'être perdue, la confusion qui accompagne son discours, les références à un « morcellement » et une impossibilité d'être pleinement à sa place.

Tous ces éléments témoignent d'une absence de représentation de sa filiation, d'une parole qui a manqué autour de l'alliance dont elle est issue et qui l'aurait désignée comme fille de ses deux parents. Ils traduisent probablement aussi une tendance dans son histoire familiale à évincer le père – les pères –, au profit d'un attachement à la mère qui envahit tout l'espace, provoquant ainsi une impossibilité de se séparer et de trouver sa « verticalité », son identité, son autonomie… Voilà ma première conclusion, qui sera mon fil directeur pendant toute l'analyse.

Je ne suis pas surprise : un grand nombre de mes patients viennent consulter parce qu'ils ne trouvent pas leur place et qu'ils sont pris dans une torpeur, une fixation à leur histoire, un enlisement dans quelque chose dont ils ne peuvent s'extraire pour se mettre debout. À moi de leur montrer qu'ils sont **déjà** debout, depuis longtemps, séparés de leur mère, et qu'ils peuvent lâcher la version selon laquelle ils sont encore sous l'emprise du passé.

Mais nous en sommes loin... Pour l'instant, il est nécessaire de « radiographier » en quelque sorte, l'état « intérieur » de la patiente quant à sa généalogie, de faire le point sur la situation actuelle. Et pour cela, rien de plus parlant qu'un dessin : je propose donc à Leslie de me représenter sa « place dans la famille », en ne lui donnant aucune consigne. Elle hésite, me répond qu'elle ne sait pas dessiner. Je lui explique que cela n'a aucune importance et qu'il s'agit juste de laisser son inconscient parler de lui-même, sans chercher à contrôler quoi que ce soit. Son dessin, une fois terminé, et quel que soit son contenu, nous révélera, à sa manière, un ou plusieurs éléments de sa problématique, et témoignera de la version « fantasmatique » dans laquelle elle s'est construite et enfermée. Il nous servira alors de base de travail pour orienter l'exploration plus avant...

Et, pour le coup, il va être d'une évidence assez confondante. En effet, elle se dessine à l'identique sur la feuille plusieurs fois, en disant, effarée : « Je suis à toutes les places en même temps ! » Elle n'en avait jamais pris conscience jusque-là...

Qu'en retire-t-elle ? Son dessin met en lumière qu'elle souffre, avant tout, d'une problématique de place, ce qui n'est pas évident. Pour elle beaucoup d'entre nous restent curieusement « étrangers » à cette notion, et à son impact sur leurs difficultés ou leurs souffrances. Or, dans la plupart des cas, c'est au niveau de la place que s'est noué ce qui cherche à se dire aujourd'hui, à travers tel ou tel symptôme. Leslie continue à parler et m'explique que, petite, elle a joué le rôle de son père auprès de sa mère, celui-ci ayant disparu du jour au lendemain à sa naissance. Mais pas seulement : elle a aussi remplacé son oncle, mort à huit ans, avec qui sa mère avait un lien très fort. Elle a ensuite servi de « mère » à sa mère, qui n'avait pas eu une bonne relation avec la sienne… Bref, on a attribué à Leslie, tout au long de son enfance, un certain nombre de fonctions, qu'elle s'est empressée d'assumer tout à fait inconsciemment, pour assurer sa sécurité et sa survie. Ces rôles étaient à la fois masculins et féminins, ce qui n'a fait qu'accroître sa difficulté à se relier à son identité sexuée…

Même s'il ne suffira pas – bien entendu – à « guérir » Leslie de ses symptômes, ce tout premier contact autour de sa place dans sa famille aura un impact décisif aux répercussions importantes. Avant tout parce que, pour la première fois, Leslie – comme tous les autres patients – trouve un *tiers* à qui témoigner de son histoire. Or c'est cela même qui manque le plus dans son arbre généalogique, ce point fait donc déjà partie intégrante du travail thérapeutique. Qui dit *tiers* dit, de toute évidence, qu'*il n'y a pas que du « même »*, qu'on peut introduire, à un endroit, suffisamment de distance pour regarder l'histoire d'un peu plus loin. En soi, ce tout premier pas « à l'extérieur » constitue un antidote puissant à l'emprise quasi incestuelle de cette famille.

Leslie fut rassurée, par ailleurs, de constater que ses symptômes pouvaient être entendus dans une perspective leur donnant une raison

226

d'être. Si le *leitmotiv* de la famille est « ne vous séparez pas », ou « nous ne sommes qu'un seul et même corps », on imagine que se différencier pour exister pleinement par soi-même n'est pas encouragé, mais au contraire, freiné ou interdit. Il faut alors lutter, au prix d'une certaine dose de culpabilité, pour oser parler et agir en son nom. Ou bien, et c'est le choix inconscient de Leslie, se mettre en échec pour s'assurer que l'on ne sera jamais réellement visible, ni exposé à des regards approbateurs, ni reconnu d'aucune façon.

Les séances suivantes seront consacrées essentiellement à l'évocation de son histoire, à travers ce qu'elle en dira, mais aussi des dessins que je lui proposerai de réaliser. Nous revisiterons toutes les relations mère-enfant, en analysant comment le père a été expulsé de sa place. Quand cela a-t-il commencé ? Qui a eu intérêt à maintenir cette configuration et dans quel but ? Les pistes sont nombreuses, mais l'une des plus importantes nous fera remonter à une arrière-grand-mère abandonnée par son mari, qui se vengea de son humiliation en maudissant tout ce qui, de près ou de loin, ressemblait à un homme, y compris ses fils et petits-fils.

Quelle question poser ?

Définir la direction à prendre n'est possible que si l'on examine la problématique à résoudre, en la définissant au plus près. Pour ce faire, il est utile, au tout début du processus d'analyse, de demander à la personne de poser une question résumant ce qu'elle souhaite atteindre. La question, en elle-même, est d'ailleurs déjà un début de clarification, et permet notamment de hiérarchiser les demandes, de focaliser l'analyse sur les points principaux, voire de laisser de côté ce qui n'est pas vraiment d'actualité, ou de regrouper plusieurs problématiques autour d'un thème de travail commun. Cela évite de se perdre dans le dédale des informations fournies.

Leslie, par exemple, s'est aperçue que ses questions étaient sous-tendues par une seule et même interrogation : « Comment pourrais-je définir et prendre enfin la place que je souhaite avoir aujourd'hui, en quittant celles que l'on m'a obligée à prendre ? » C'est ce but que nous avons poursuivi, tout au long de notre exploration, sans jamais le perdre de vue. Et c'est aussi ce qui lui a servi de repère pour évaluer à quel moment le travail était accompli…

Les bonnes raisons de consulter

- Tous les symptômes évoqués dans les pages précédentes et, notamment, n'importe quelle situation de souffrance dont la psychothérapie classique ne nous a pas permis de « guérir ».
- Les problématiques et questions autour de « la place » (au travail, dans le couple…).
- Les angoisses, phobies, compulsions les plus diverses.
- Les situations d'échec récurrentes.
- Le sentiment de dépression, d'errance, de confusion, d'isolement.
- Les problématiques d'infertilité.
- Les difficultés à vivre une sexualité satisfaisante, à s'accepter dans son corps et son identité sexuelle.
- Les compulsions alimentaires.
- Les problèmes de dévalorisation, de manque d'estime de soi, d'image de soi négative.
- La culpabilité, la honte.
- La dépendance vis-à-vis de l'autre, de sa famille.

Conclusion

Alors, peut-on finalement guérir de sa famille ? Oui, à condition de ne pas se méprendre sur le terme de « guérir », qui n'est pas de l'ordre de la pensée magique, mais plutôt d'une rencontre avec nous-même, basée à la fois sur l'acceptation de notre place et la nécessité pour nous d'en *faire quelque chose de nouveau*. La famille est un creuset, qui nous aide à nous construire, mais dont nous devons petit à petit nous séparer sans nous couper, car ce sont nos racines. Sans renier d'où nous venons, nous pouvons apprendre à puiser dans ses richesses de quoi contribuer à notre essor et à notre accomplissement.

Cette guérison est donc le fruit d'un processus de création : celui qui nous permet de faire de chacun des lieux que nous avons examinés un « laboratoire » où nous mettons en place, chaque jour, une nouvelle façon d'être au monde, en n'étant jamais asservi au passé, mais en l'intégrant, au contraire, comme un élément fondateur, qu'il soit manque, souffrance ou richesse. Voilà le but de ce travail sur le transgénérationnel : que la force d'inertie du poids de la transmission se métamorphose en occasions multiples de renaître à soi-même, même si parfois c'est un exercice périlleux où nous sommes suspendus au-dessus du vide, sans filet. Car nous sommes souvent des pionniers dans ce domaine où personne dans nos familles ne s'est jamais aventuré auparavant. En tout cas, nous sommes les premiers à avoir la possibilité d'intégrer le transgénérationnel dans nos vies, et ce depuis Françoise Dolto et tous les précurseurs de cette approche, même si elle remonte finalement aux mythes grecs et à la Bible.

Nous avons pu constater, au fil des pages, à quel point le passé familial est inscrit en filigrane dans notre façon de vivre le présent et de concevoir le futur. Ce lien entre ces trois dimensions du temps est en perpétuelle élaboration : chaque jour, nous pouvons ajouter une pièce au grand puzzle généalogique, afin que s'en dégagent une certaine harmonie et une cohérence qui nous permette d'y trouver notre place, de mieux en mieux. À nous de choisir l'éclairage grâce auquel notre histoire peut s'intégrer et se fondre dans cet ensemble sans perdre de sa singularité. Cet éclairage s'appuie sur un regard conscient et holistique, c'est-à-dire capable d'envisager l'arbre généalogique comme une totalité dont nous faisons partie, que nous portons tout entier et qui, lui aussi, nous soutient et nous pousse en avant. Nous ouvrant ainsi les portes d'une multitude de possibles qu'il nous reste à créer.

Nos parents nous ont donné la vie, et c'est grâce à notre famille que nous sommes là. Voilà la seule chose que nous ne pouvons remettre en question : nous leur sommes redevables de notre existence. Ce que nous ferons de ce cadeau ne dépend ensuite que de nous. Peut-être pouvons-nous commencer à célébrer la vie qui nous est donnée,

230

en prenant conscience que nous faisons partie d'une très longue histoire qui passe par nous. Cela en soi constitue un miracle, je suis certaine que vous serez d'accord avec moi.

Pour joindre l'auteur :
JulietteAllais@aol.com

Bibliographie

ABRAHAM Nicolas & TOROK Maria, *L'écorce et le noyau*, Flammarion, 1992.

AÏN Joyce, *Transmissions : liens et filiations, secrets et répétitions*, Érès, 2003.

ALTOUNIAN Janine, *L'intraduisible : deuil, mémoire, transmission*, Dunod, 2005.

BALMARY Marie, *L'homme aux statues, Freud et la faute cachée du père*, Grasset, 1979.

BASTIEN Danièle, *Le couple ou le dialogue inconscient*, Imago, 2005.

BAYLE Benoît, *L'identité conceptionnelle*, L'Harmattan, 2005.

BENHAÏM Michèle, *L'ambivalence de la mère*, Érès, 2001.

BYDLOWSKI Monique, *La dette de vie*, PUF, 1997.

CANAULT Nina, *Comment paye-t-on les fautes de ses ancêtres ?* Desclée de Brouwer, 1998.

CHASSÉRIAU Nathalie, *Psychogénéalogie*, Hachette, 2006.

CICCONE Albert, *La transmission psychique inconsciente*, Dunod, 1999.

CUYNET Patrice, *Héritages, les enjeux psychiques de la transmission*, (collectif), L'Harmattan, 2003.

DE GAULEJAC Vincent

>*L'histoire en héritage*, Desclée de Brouwer, 1999.

>*Les sources de la honte*, Desclée de Brouwer, 1996.

>*La névrose de classe*, Hommes & Groupes Éditeurs, 1987.

DINTRICH Carmen, *Autopsie d'un fantôme*, L'Harmattan, 2004.

DUMAS Didier

>*Et l'enfant créa le père*, Hachette Littératures, 2000.

>*Sans père et sans parole*, Hachette Littératures, 1999.

>*Hantise et clinique de l'Autre*, Aubier, 1989.

>*L'ange et le fantôme*, Les Éditions de Minuit, 1985.

>*Et si nous n'avions toujours rien compris à la sexualité ?* Albin Michel, 2004.

DUTHOIT Jean-Pierre, *Essai sur les phénomènes transgénérationnels*, L'Harmattan, 1999.

EIGUER Alberto

>*Le générationnel* (ouvrage collectif), Dunod, 1997.

>*La famille de l'adolescent : le retour des ancêtres*, In Press Éditions, 2001.

>*La part des ancêtres*, Dunod, 2006.

FLAUMENBAUM Danièle, *Femme désirée, femme désirante*, Payot, 2006.

GAMPEL Yolanda, *Ces parents qui vivent à travers moi*, Fayard, 2005.

HAINEAULT Doris-Louise, *Fusion mère-fille*, PUF, 2006.

HILLMAN James, *Le code caché de votre destin*, Robert Laffont, 1999.

JAITIN Rosa, *Clinique de l'inceste fraternel*, Dunod, 2006.

JANIN-DEVILLARS Luce, *Ces morts qui vivent en nous*, Fayard, 2005.

KAËS René et FAIMBERG Haydée, *Transmission de la vie psychique entre générations*, Dunod, 1993.

KERFORNE Philippe, *Comment se libérer de ses blocages familiaux*, Éditions Trajectoire, 2003.

LANGLOIS Doris et Lise, *La psychogénéalogie*, Les Éditions de l'Homme, 2005.

LEGENDRE Pierre et Alexandra, *Filiation, Fondement généalogique de la psychanalyse*, Fayard, 1990.

LE GOFF Jean-François, *L'enfant parent de ses parents*, L'Harmattan, 1999.

LE GUEN Annick, *De mères en filles, imagos de la féminité*, PUF, 2001.

LIAUDET Jean-Claude, *Telle fille, quel père ?* L'Archipel, 2002.

MUXEL Anne, *Individu et mémoire familiale*, Nathan, 1996.

NACHIN Claude

Les fantômes de l'âme, L'Harmattan, 1993.
Le deuil d'amour, L'Harmattan, 1998.
Psychanalyse, histoire, rêve et poésie (collectif), L'Harmattan, 2006.

NEUBURGER Robert, *Les rituels familiaux*, Payot, 2003.

OFFROY Jean-Gabriel, *Le choix du prénom, Hommes et perspectives*, 1993.

PRIEUR Bernard, *Les héritages familiaux* (collectif), ESF, 1999.

PUSKAS Daniel, *Amours clouées : répétition transgénérationnelle et fonction paternelle*, Sciences et Culture, 2002.

RACAMIER Paul-Claude, *L'inceste et l'incestuel*, Éditions du Collège, 1995.

RIALLAND Chantal, *Cette famille qui vit en nous*, Laffont, 1994.

THIS Bernard, *Le père, acte de naissance*, Seuil, 1991.

TISSERON Serge
La honte, psychanalyse d'un lien social, Dunod, 1992.
Secrets de famille, Mode d'emploi, Ramsay 1996.
Le psychisme à l'épreuve des générations, Dunod, 2000.

VAN EERSEL P. & MAILLARD C, *J'ai mal à mes ancêtres*, Albin Michel, 2002.

VIGOUROUX François,
L'empire des mères, PUF, 1998.
Le secret de famille, PUF, 1993.
Grand-père décédé, stop, viens en uniforme, PUF, 2001.

Steven C. Hayes, Spencer Smith, *Penser moins pour être heureux*

Jacques Hillion, Ifan Elix, *Passer à l'action*

Mary C. Lamia, Marilyn J. Krieger, *Le Syndrome du sauveur*

Lubomir Lamy,

— *L'amour ne doit rien au hasard*

— *Pourquoi les hommes ne comprennent rien aux femmes…*

Virginie Megglé,

— *Les Séparations douloureuses*

— *Face à l'anorexie*

— *Entre mère et fils*

Bénédicte Nadaud, Karine Zagaroli, *Surmonter ses complexes*

Ron et Pat Potter-Efron, *Que dit votre colère ?*

Patrick-Ange Raoult, *Guérir de ses blessures adolescentes*

Daniel Ravon, *Apprivoiser ses émotions*

Thierry Rousseau, *Communiquer avec un proche Alzheimer*

Alain Samson,

— *La chance tu provoqueras*

— *Développer sa résilience*

Steven Stosny Ph. D., *Les Blessées de l'amour*

Dans la collection « Les chemins de l'inconscient », dirigée par Saverio Tomasella :

Véronique Berger, *Les Dépendances affectives*

Martine Mingant, *Vivre pleinement l'instant*

Christine Hardy, Laurence Schifrine, Saverio Tomasella, *Habiter son corps*

Barbara Ann Hubert, Saverio Tomasella, *L'Emprise affective*

Gilles Pho, Saverio Tomasella, *Vivre en relation*

Catherine Podguszer, Saverio Tomasella, *Personne n'est parfait !*

238

Saverio Tomasella,
- *Oser s'aimer*
- *Le Sentiment d'abandon*
- *Les Amours impossibles*
- *Hypersensibles*
- *Renaître après un traumatisme*

**Dans la collection « Communication consciente »,
dirigée par Christophe Carré :**

Christophe Carré,
- *Bienveillant avec soi-même*
- *Obtenir sans punir*
- *L'Automanipulation*
- *Manuel de manipulation à l'usage des gentils*
- *Agir pour ne plus subir*

Fabien Éon, *J'ai décidé de faire confiance*

Florent Fusier, *L'Art de maîtriser sa vie*

Hervé Magnin, *Face aux gens de mauvaise foi*

Emmanuel Portanéry, Nathalie Dedebant, Jean-Louis Muller,
Catherine Tournier, *Transformez votre colère en énergie positive !*

Pierre Raynaud, *Arrêter de se faire des films*

Dans la collection « Histoires de divan » :

Karine Danan, *Je ne sais pas dire non*

Laurie Hawkes, *Une danse borderline*

Dans la collection « Les chemins spirituels » :

Alain Héril, *Le Sourire intérieur*

Lorne Ladner, *Pratique du bouddhisme tibétain*

Composé par Sandrine Rénier

Dépôt légal : juin 2015
Imprimé en Allemagne par BoD

www.ingramcontent.com/pod-product-compliance
Lightning Source LLC
La Vergne TN
LVHW010522060726